BRAIN TRAINER

공인자격 브레인트레이너 자격시험지침서

브레인 트레이너
한권으로 끝내기

실기

☑ 핵심예제 1 to 100
☑ 실전모의고사 3회분 >> 실기 시험 답안지 양식 수록

SD에듀
㈜시대고시기획

Always **with you**

사람의 인연은 길에서 우연하게 만나거나 함께 살아가는 것만을 의미하지는 않습니다.
책을 펴내는 출판사와 그 책을 읽는 독자의 만남도 소중한 인연입니다.
SD에듀는 항상 독자의 마음을 헤아리기 위해 노력하고 있습니다.
늘 독자와 함께하겠습니다.

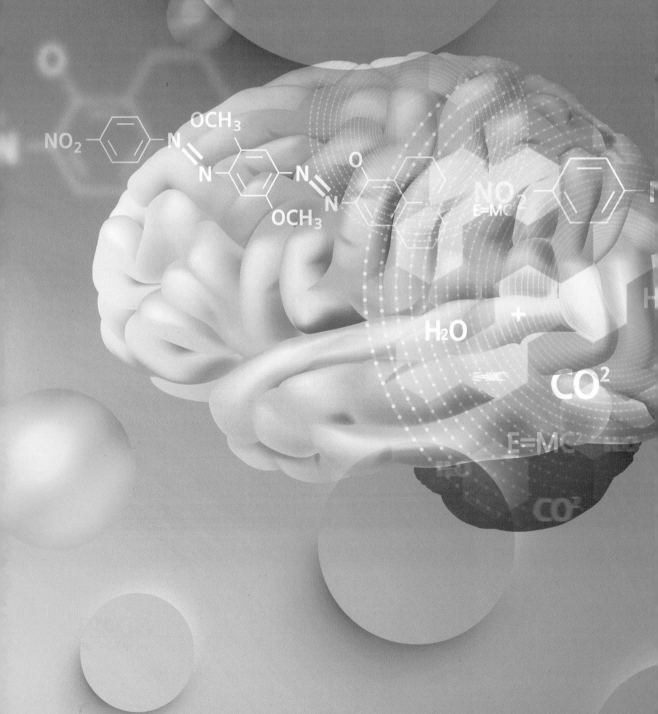

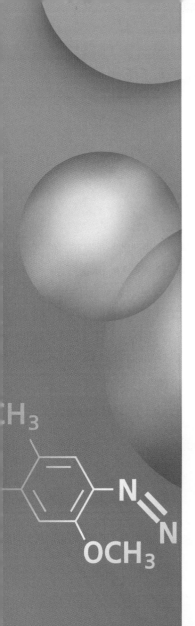

···머/리/말···

성인들 대부분 '뇌'를 생각하면 무엇이 가장 먼저 떠오를까요? 아마도 딱딱한 두개골 속 쭈글쭈글한 뇌 이미지가 연상이 될 것입니다. 무의식적으로 심장과 같은 생물학적 기관 중 하나로 여기는 것입니다. 뇌는 생물학적 기관이 아니라 내가 숨을 쉬고, 대화를 하고, 감정을 교류하고, 어딘가에 몰입하는 일상생활 그 자체이자 나의 과거와 현재, 미래입니다. 지난 세기 심장을 마음 작용의 근간으로 여겼던 것에서 마음기제의 총사령탑이 뇌로 옮겨온 것입니다.

모두가 뇌질환을 연구하는 의사나 뇌의 기능과 구조, 특성을 밝히려는 뇌과학자, 이를 산업에 활용하고자 하는 뇌공학 분야의 연구자가 될 수는 없을 것입니다. 하지만 뇌는 누구에게나 있고 모두가 자신의 두뇌의 기능을 회복하고 발달시키고자 합니다. 살아가면서 당면하는 스트레스와 감정 충돌, 부정적 습관의 해소, 건강 관리, 직무 역량 강화 등 셀 수 없이 많고 다양한 문제가 존재하고 이를 극복하고자 합니다. 중요한 것은 이토록 놀라운 인간의 뇌는 누구나 가지고 있지만, 그러한 뇌를 제대로 활용하는 사람은 많지 않다는 사실입니다.

브레인트레이너는 두뇌의 기능 및 특성평가에 관한 체계적이고 과학적인 이해를 기반으로 두뇌 능력 향상을 위한 훈련 프로그램을 제시하고 지도할 수 있는 두뇌훈련 전문가입니다. 두뇌훈련이란 몸과 마음에 영향을 미치는 다양한 신체적·심리적·인지적 자극과 훈련을 통해 심신의 균형을 회복하고, 수행 능력 향상을 이끄는 모든 활동을 의미합니다.

본서는 브레인트레이너 필기 시험 과목인 두뇌의 구조와 기능, 두뇌특성평가법, 두뇌훈련법, 두뇌훈련지도법의 4과목과 실기 시험에 대한 체계적인 내용을 토대로 최신 흐름까지 반영하고자 했습니다. 브레인트레이너는 아동 두뇌발달, 청소년 두뇌훈련, 성인 직무 스트레스 관리 및 역량 강화, 노인 인지력 향상 등 21세기 뇌융합시대를 맞아 미래 유망 직종 및 자격증으로 주목받고 있습니다.

브레인트레이너 공부는 스스로의 몸과 마음을 조절하는 두뇌훈련 전문가로 성장하는 것이 첫 번째이며, 그 다음은 타인에 대한 훈련과 지도입니다. 이는 대한민국 교육기본법에 명시된 '홍익인간(弘益人間)'에 부합하는 인재상으로 인간의 뇌에 대한 근본 가치를 알고 활용 능력을 갖출 때 비로소 진정한 두뇌훈련 전문가라 할 수 있기 때문입니다.

브레인트레이너를 준비하시는 여러분들 모두 체계적인 지식과 실전 경험을 갖춘 두뇌훈련 전문가로 성장하시길 기원합니다.

편저자 일동

이 책의 구성과 특징 STRUCTURES

[PART 1]

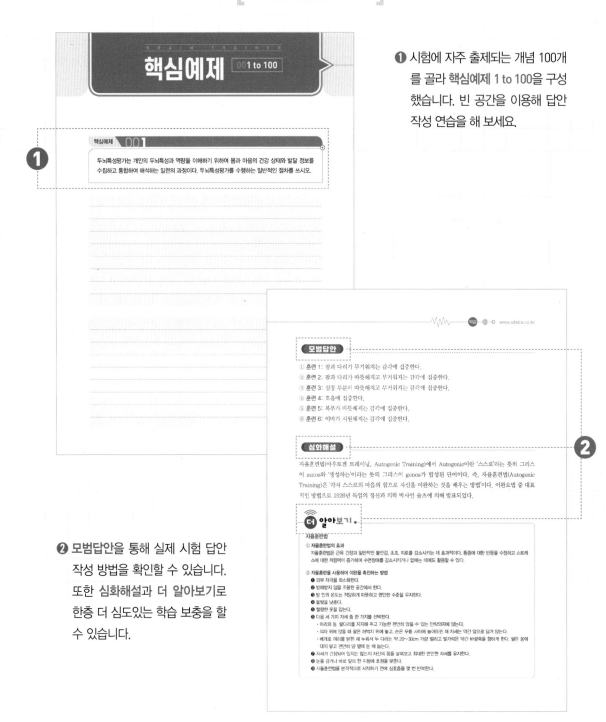

핵심예제 001 to 100

핵심예제 001

① 두뇌특성평가는 개인의 두뇌특성과 역량을 이해하기 위하여 몸과 마음의 건강 상태와 발달 정보를 수집하고 통합하여 해석하는 일련의 과정이다. 두뇌특성평가를 수행하는 일반적인 절차를 쓰시오.

❶ 시험에 자주 출제되는 개념 100개를 골라 핵심예제 1 to 100을 구성했습니다. 빈 공간을 이용해 답안 작성 연습을 해 보세요.

핵심 ― ① ― www.sdedu.co.kr

모범답안

① 훈련 1: 팔과 다리가 무거워지는 감각에 집중한다.
② 훈련 2: 팔과 다리가 따뜻해지고 무거워지는 감각에 집중한다.
③ 훈련 3: 심장 부분이 따뜻해지고 무거워지는 감각에 집중한다.
④ 훈련 4: 호흡에 집중한다.
⑤ 훈련 5: 복부가 따뜻해지는 감각에 집중한다.
⑥ 훈련 6: 이마가 시원해지는 감각에 집중한다.

심화해설

자율훈련법(아우토켄 트레이닝, Autogenic Training)에서 Autogenic이란 '스스로'라는 뜻의 그리스어 autos와 '생성하는'이라는 뜻의 그리스어 genos가 합성된 단어이다. 즉, 자율훈련법(Autogenic Training)은 '각자 스스로의 마음의 힘으로 자신을 이완하는 것을 배우는 방법'이다. 이완요법 중 대표적인 방법으로 1926년 독일의 정신과 의학 박사인 슐츠에 의해 발표되었다.

더 알아보기.

자율훈련법
① 자율훈련법의 효과
자율훈련법은 근육 긴장과 일반적인 불안감, 초조, 피로를 감소시키는 데 효과적이다. 통증에 대한 반응을 수정하고 스트레스에 대한 저항력이 증가하여 수면장애를 감소시키거나 없애는 데에도 활용될 수 있다.
② 자율훈련을 사용하여 이완을 촉진하는 방법
  ❶ 외부 자극을 최소화한다.
  ❷ 방해받지 않을 조용한 공간에서 한다.
  ❸ 방 안의 온도는 적당하게 따뜻하고 편안한 수준을 유지한다.
  ❹ 불빛을 낮춘다.
  ❺ 헐렁한 옷을 입는다.
  ❻ 다음 세 가지 자세 중 한 가지를 선택한다.
    · 머리와 등, 팔다리를 지지해 주고 가능한 편안히 앉을 수 있는 안락의자에 앉는다.
    · 의자 위에 앉을 때 팔은 허벅지 위에 놓고, 손은 무릎 사이에 늘어뜨린 채 자세는 약간 앞으로 당겨 앉는다.
    · 베개로 머리를 받친 채 누워서 두 다리는 약 20~30cm 가량 벌리고 발가락은 약간 바깥쪽을 향하게 한다. 팔은 몸에 대지 않고 편안히 양 옆에 둔 채 눕는다.
  ❼ 자세가 긴장되어 있지는 않은지 자신의 몸을 살펴보고 최대한 편안한 자세를 유지한다.
  ❽ 눈을 감거나 바로 앞의 한 지점에 초점을 맞춘다.
  ❾ 자율훈련법을 본격적으로 시작하기 전에 심호흡을 몇 번 반복한다.

❷ 모범답안을 통해 실제 시험 답안 작성 방법을 확인할 수 있습니다. 또한 심화해설과 더 알아보기로 한층 더 심도있는 학습 보충을 할 수 있습니다.

[PART 2]

BRAIN TRAINER

❸

★ 브레인트레이너 자격검정 실기시험 ★

제1회 실전모의고사

⏱ 180분

시험시간	180분	수험번호	성명

1. 두뇌훈련의 이론적 기반이 되는 두뇌의 가소성(plasticity)의 개념과 관련된 연구사례를 서술하시오.(10점)

2. 현대 사회는 각종 스트레스로 우울증, 불면증, 집중력 저하 등 건강 위험에 많이 노출되어 있다. 이러한 위험에 노출되어 있는 사람의 자율신경을 건강하게 관리하기 위해 손쉽게 측정할 수 있는 심박변이도 기반 자율신경 기능검사를 활용하고자 한다. 다음 물음에 답하시오.

[1] 자율신경이 건강한 사람의 경우에 나타나는 심박변이도 특성에 대해 기술하시오.(10점)

[2] 교감신경이 과도하게 활성화되면 나타날 수 있는 증상 3가지를 제시하시오.(10점)

[3] 교감신경의 과도한 활성을 완화하기 위한 방안 3가지를 제시하시오.(10점)

❸ 실전모의고사 3회분을 풀어봄으로써 문제에 대한 적응력을 키우고, 최종 마무리 점검을 할 수 있습니다.

★ 브레인트레이너 자격검정 실기시험 ★

실전모의고사 답안

❹

제1회 실전모의고사

1. 두뇌훈련의 이론적 기반이 되는 두뇌의 가소성(plasticity)의 개념과 관련된 연구사례를 서술하시오.(10점)

→ 뇌가소성은 뇌세포와 뇌부위가 유동적으로 변하는 것을 말한다. 가소성이란 원래 물리학에서 나온 개념으로 외부에서 어떤 물체에 일정한 힘을 가하면 그 물체의 형태가 변하고 주어진 힘을 제거하더라도 변형된 형태가 그대로 유지되는 것을 말한다. 이와 비슷하게 뇌는 지속적인 정보 자극을 통해 미시적으로는 신경세포의 구조를 변화시킬 뿐만 아니라 뇌의 특정 영역의 역할과 기능을 변화시킬 수 있다.

관련된 연구사례로 훈련을 하면 할수록 해당 두뇌 영역이 확장이 되는데, 예를 들면 현악기 연주자와 비음악인을 대상으로 한 비교 연구에서 악기 연주와 직접적인 관련이 없는 오른쪽 손가락의 감각을 받아들이는 뇌 영역의 크기는 현악기 연주자와 비음악인 사이에 차이가 없었으나 현을 누르는 손가락과 관련된 감각 영역에는 상당한 차이가 있었다. 현악기 연주자의 왼쪽 손가락 피질 영역은 비음악인 대조군에 비해 훨씬 넓었다. 이러한 결과는 어떤 기술을 연습하는 것이 그 기술의 수행을 최대화하도록 일정한 한계 내에서 뇌를 재조직화한다는 것을 시사한다.

2. 현대 사회는 각종 스트레스로 우울증, 불면증, 집중력 저하 등 건강 위험에 많이 노출되어 있다. 이러한 위험에 노출되어 있는 사람의 자율신경을 건강하게 관리하기 위해 손쉽게 측정할 수 있는 심박변이도 기반 자율신경 기능검사를 활용하고자 한다. 다음 물음에 답하시오.

[1] 자율신경이 건강한 사람의 경우에 나타나는 심박변이도 특성에 대해 기술하시오.(10점)

→ 심박간격은 일정하지 않고 미세하게 진동하는 형태로 매번 변하는데, 자율신경이 건강한 사람의 경우 심박변이도 변화폭이 크다.

[2] 교감신경이 과도하게 활성화되면 나타날 수 있는 증상 3가지를 제시하시오.(10점)

→ 교감신경이 과도하게 활성화되면 변비, 불안, 주의산만, 두근거림, 격노, 공황장애, 수면장애, 손떨림, 현기증, 두통 등이 나타날 수 있다.

❹ 실전모의고사 답안을 통해 답안 작성 요령과 문제해결능력을 향상시킬 수 있습니다.

시험안내 INFORMATION

⬡ 브레인트레이너란?

브레인트레이너는 두뇌의 기능 및 특성평가에 관한 체계적이고 과학적인 이해를 기반으로 두뇌 능력 향상을 위한 훈련 프로그램을 제시하고 지도할 수 있는 두뇌훈련 전문가를 말한다. 더 큰 의미에서 브레인트레이너는 단순히 뇌를 잘 쓰는 것만이 아닌 대한민국 교육기본법에 제시된 교육이념인 홍익인간에 부합하는 인재상으로, 인간 뇌의 가치를 알고 그 활용 능력을 갖춘 두뇌 전문가라 할 수 있다.

1990년대부터 미국, 일본, 유럽연합 등 선진국이 두뇌에 대한 연구에 전폭적으로 투자하면서 인체의 마지막 미지 영역이었던 두뇌의 신비가 밝혀지기 시작하였다. 우리나라도 1998년 뇌 연구 촉진법을 시작으로 본격적인 두뇌 연구에 박차를 가하였고, 이러한 추세 속에서 두뇌의 중요성에 대한 대중적 자각과 두뇌 활용에 대한 사회적 관심이 고조되기 시작하였다.

교육, 문화, 경제, 게임, 스포츠 등 다양한 분야에서 두뇌를 기반으로 한 산업이 확장되고 있고 그에 따라 두뇌 계발 및 활용에 대한 전문가의 수요가 증가하고 있다. 브레인트레이너는 이러한 사회적 수요에 부응하기 위해 만들어진 자격으로, 두뇌훈련 및 활용에 대한 체계적인 지식과 실전 경험을 갖춘 전문가이다.

⬡ 브레인트레이너 진출 분야

- 두뇌훈련 사업체 전문 트레이너
- 뇌파 진단, 뉴로피드백 훈련 전문가
- 평생교육기관, 사회복지단체, 방과 후 학교 등 두뇌훈련 지도 강사
- 성인 대상 스트레스 관리 및 두뇌 능력 계발 분야 전문가
- 노인 대상 두뇌훈련 및 치매 예방 교육 전문가
- 뇌기반 감정 코칭 전문가

⬡ 응시자격

응시자격	제출서류
대학졸업자 등 또는 그 졸업예정자	4년제 대학의 졸업(예정)증명서
3년제 전문대졸업자 등으로서 졸업 후 교육 · 훈련 · 상담 또는 그와 유사한 직무 분야에서 6개월 이상 실무에 종사한 자	• 3년제 대학의 졸업증명서 • 경력증명서
2년제 전문대졸업자 등으로서 졸업 후 교육 · 훈련 · 상담 또는 그와 유사한 직무 분야에서 1년 이상 실무에 종사한 자	• 2년제 대학의 졸업증명서 • 경력증명서
교육 · 훈련 · 상담 또는 그와 유사한 직무 분야에서 3년 이상 실무에 종사한 자	경력증명서
브레인트레이너 교육 훈련 과정 이수자 또는 이수예정자	이수증명서
외국에서 동일한 종목에 해당하는 자격을 취득한 자	해외 취득 자격증서

※ 응시자격은 최초 시험을 응시하기 전에 충족하고 있어야 하므로 시험 응시 전에 꼭 확인하셔서 불이익이 없도록 해 주시기 바라며, 경력사항에 대한 부분은 추후 경력증명서를 제출하여야 하므로 사전에 [응시자격 심사서류] 접수와 관련한 공지사항을 참조하여 주시기 바랍니다.

⬡ 자격 취득 후 보수교육 이수

- 브레인트레이너 자격검정관리운영규정 제16조와 제104조 규정에 의거하여 직무능력 유지 향상을 위하여 보수교육을 이수해야 자격 유효기간이 갱신됩니다(보수교육 이수기준: 자격취득일로부터 유효기간 3년 이내에 12시간 이상 이수하여야 함).

  ※ 보수교육을 12시간 이상 이수 시 자격만료일 이후 자격 유효기간(3년)이 갱신됩니다.

- 브레인트레이너 자격검정관리운영규정 제16조와 제104조, 제105조 규정에 의거하여 자격 유효기간(3년) 내에 12시간 이상의 보수교육을 이수하지 못한 경우 유효기간 경과일로부터 3년의 자격 취소 유예기간을 두며, 자격 취소 유예기간(3년) 내에도 보수교육을 이수하지 못한 경우 자격이 취소됩니다.

⬡ 시험형식

구분	시험과목	문항수	시험방법	시험시간
필기	• 두뇌의 구조와 기능 • 두뇌특성평가법 • 두뇌훈련법 • 두뇌훈련지도법	100문항 (각25문항)	객관식 (5지선다형)	100분
실기	두뇌훈련지도 실무능력	5~7문항	필답형	180분

⬡ 합격기준

구분	합격기준
1차 필기	각 과목 40점 이상 / 전과목 평균 60점 이상
2차 실기	60점 이상

⬡ 시험절차

구분	내용	참고
시행 공고	매년 초 BT자격검정센터 홈페이지	• 매년 초에 자격 시험 시행 계획 공고가 발표됩니다. • 시험 공고 확인 후 미리 시험 계획을 세우는 것이 좋습니다.
원서 접수 (필기, 실기)	BT자격검정센터 인터넷 접수 (www.braintrainer.or.kr)	• BT자격검정센터 홈페이지에서 응시원서를 접수합니다. • 동일 회차에 필기 및 실기 시험 동시에 응시가 가능합니다. • 시험 합격 후 응시자격 서류심사가 있으니 응시자격과 이에 따른 증명서를 미리 확인하는 것이 좋습니다.
자격 시험 (필기, 실기)	4월, 7월, 11월	• 시험은 일년에 3회 치러집니다. • 필기 시험과 실기 시험은 같은 날 오전(필기), 오후(실기)에 시행되며 수험표를 반드시 지참해야 응시가 가능합니다. ※ 수험표는 시험접수기간 마감 후 홈페이지에서 출력
시험 결과 발표	시험 약 한달 뒤	• 시험 후 약 한달 뒤에 시험 합격자가 발표가 됩니다. • 최종 합격은 응시자격 심사를 통과해야 합니다.
응시자격 심사	응시자격 서류 제출	필기 및 실기 시험을 모두 합격한 응시자는 응시자격 심사서류를 제출합니다.
최종 합격 발표	시험 결과 발표 약 한달 뒤	필기 및 실기 시험, 응시자격 심사를 모두 통과한 최종 합격자를 발표합니다.

출제기준 EXAMINATION

필기 시험

⬡ 두뇌의 구조와 기능

주요 항목	세부 항목	세세 항목
1. 두뇌의 개요	1. 신경계의 구조와 기능	• 신경계의 기본 특징 • 중추신경계　　　• 말초신경계
	2. 신경세포의 구조와 기능	• 뉴런 • 교세포
	3. 신경계의 정보 전달	• 뉴런 내부의 정보 전달 • 뉴런과 뉴런간의 정보 전달
	4. 신경전달물질	• 신경전달물질의 기능 • 신경전달물질의 종류
2. 두뇌의 구조	1. 대뇌피질	• 대뇌피질의 구조 • 대뇌피질의 기능
	2. 피질하부구조	• 피질하부구조 • 피질하부구조의 기능
3. 두뇌와 감각/운동	1. 두뇌와 감각	• 시각　　　　　• 체성감각 • 기타 감각
	2. 두뇌와 운동	• 운동제어의 뇌기제 • 움직임과 인지기능의 관련성
4. 두뇌와 행동	1. 동기와 정서	• 동기에 관여하는 뇌기제 • 정서에 관여하는 뇌기제
	2. 성과 뇌	• 성의 발달 • 성행동의 신경기초
	3. 뇌리듬과 수면	• 수면과 각성의 기제 • 생물학적 시계
	4. 고등인지기능	• 주의와 의식　　　• 언어 • 사회성　　　　　• 기타
5. 변화하는 두뇌	1. 뇌의 발달	• 신경계의 초기 발달 • 뉴런의 성장과 발달
	2. 가소성	• 가소성의 개념 • 두뇌의 발달과 가소성
	3. 학습과 기억	• 기억의 유형 • 학습과 기억의 신경기제
	4. 뇌의 노화	• 두뇌 노화의 특성 • 노화에 따른 변화

⬡ 두뇌특성평가법

주요 항목	세부 항목	세세 항목	
1. 두뇌특성평가의 기초	1. 평가의 개요	• 평가의 개념 • 평가의 목적	
	2. 연령별 두뇌 발달 특성	• 태아의 두뇌 발달 • 영 · 유아기의 두뇌 발달 • 아동기의 두뇌 발달 • 청소년기의 두뇌 발달 • 성인기의 두뇌 발달	
2. 두뇌특성평가방법	1. 두뇌기초능력평가 　– 신체기능평가 　– 자율신경평가	• 두뇌기초능력평가 개요 • 평가방법	• 해석 및 사례
	2. 두뇌활용능력평가 　– 뇌파평가	• 두뇌활용능력평가 개요 • 평가방법	• 해석 및 사례
	3. 심리평가	• 심리평가의 개요 • 평가방법	• 해석 및 사례

⬡ 두뇌훈련법

주요 항목	세부 항목	세세 항목	
1. 두뇌훈련의 기초	1. 두뇌훈련의 개요	• 두뇌훈련의 개념 • 두뇌훈련의 목적	
	2. 기초 두뇌훈련	• 신체운동 • 스트레스 관리	• 정신운동
2. 두뇌훈련방법	1. 호흡 · 이완훈련	• 훈련의 개요 • 훈련방법	• 훈련의 특징 • 훈련사례
	2. 뇌체조	• 뇌체조의 개요 • 훈련방법	• 뇌체조의 특징 • 훈련사례
	3. 뉴로피드백훈련	• 뉴로피드백훈련의 개요 • 뉴로피드백훈련의 특징 • 훈련방법	• 훈련사례
	4. 인지 · 창의성훈련	• 훈련의 개요 • 훈련방법	• 훈련의 특징 • 훈련사례
	5. 명상훈련	• 훈련의 개요 • 훈련방법	• 훈련의 특징 • 훈련사례

출제기준 EXAMINATION

⬡ 두뇌훈련지도법

주요 항목	세부 항목	세세 항목
1. 두뇌훈련지도의 개요	1. 두뇌훈련지도의 개념과 원리	• 두뇌훈련지도의 개념 • 두뇌훈련지도의 원리 • 트레이너의 역할
2. 두뇌훈련 촉진 요소	1. 환경적 요인	• 환경과 두뇌 발달 • 두뇌 발달을 촉진하는 환경
	2. 영양	• 영양과 두뇌 발달 • 두뇌 발달을 촉진하는 영양
	3. 긴장 이완	• 긴장 이완의 기능 • 긴장 이완 방법의 활용
	4. 움직임	• 움직임의 기능 • 움직임의 훈련적용
	5. 음악	• 음악의 기능 • 음악의 활용
	6. 의미 형성	• 의미 형성과 관련된 요소 • 의미 형성 방법의 활용
3. 두뇌훈련지도 전략	1. 다양성 고려	• 다중지능/학습 양식/좌우뇌 이론 • 주요 전략
	2. 정서의 고려	• 정서 이론 • 주요 전략
	3. 주의 촉진 전략	• 주의 이론 • 주요 전략
	4. 기억 촉진 전략	• 기억 이론 • 주요 전략
	5. 동기유발 전략	• 동기 이론 • 주요 전략
4. 두뇌훈련지도실제	1. 훈련지도 설계	• 훈련지도과정의 구성요소 • 훈련지도 설계의 개념과 특징 • 두뇌훈련지도 설계
	2. 훈련지도안 작성	• 훈련지도안의 요소 • 훈련지도안의 작성 • 훈련지도 단계 및 주요 활동
	3. 두뇌훈련지도평가	• 평가의 유형 • 평가의 방법

실기 시험

🔘 두뇌훈련지도 실무능력

주요 항목	세부 항목	세세 항목
1. 두뇌특성평가	1. 평가 실시	❶ 두뇌특성평가의 기초가 되는 두뇌 발달 특성에 대해 설명할 수 있다. ❷ 두뇌특성평가방법을 설명할 수 있다. ❸ 평가목적에 적합한 두뇌특성평가방법을 선택할 수 있다. ❹ 두뇌특성평가를 계획하고 실시할 수 있다.
	2. 평가결과 해석 · 상담	❶ 평가결과를 해석할 수 있다. ❷ 평가결과를 상담할 수 있다. ❸ 평가와 관련된 과학적 근거를 검증할 수 있다.
2. 두뇌훈련지도	1. 두뇌훈련 프로그램 기획	❶ 두뇌훈련의 기초가 되는 두뇌기능에 대해 설명할 수 있다. ❷ 두뇌훈련방법을 설명할 수 있다. ❸ 훈련자의 요구사항을 파악할 수 있다. ❹ 두뇌훈련 프로그램 계획을 수립할 수 있다. ❺ 훈련목표에 적합한 두뇌훈련 프로그램을 개발할 수 있다. ❻ 훈련자료를 선정하고 개발할 수 있다.
	2. 두뇌훈련 프로그램 지도	❶ 두뇌훈련지도안을 작성할 수 있다. ❷ 두뇌훈련 촉진 요소를 활용하여 훈련지도를 할 수 있다. ❸ 두뇌훈련지도 전략을 활용하여 훈련지도를 할 수 있다.
	3. 훈련평가	❶ 두뇌훈련지도 결과를 평가할 수 있다. ❷ 두뇌훈련 전반에 대한 평가를 할 수 있다. ❸ 두뇌훈련과 관련된 과학적 근거를 검증할 수 있다.

🔘 실기 시험 주요 항목 핵심 포인트

■ 두뇌특성평가

두뇌기능 및 두뇌특성평가에 관한 체계적이고 과학적인 이해를 기반으로 각종 평가도구를 활용하여 두뇌특성평가를 시행하고 그 결과를 해석할 수 있는지를 판단하기 위한 영역입니다. 두뇌에 대한 기본 지식과 이론으로 공부한 다양한 평가방법을 제대로 이해하고 실제로 실시, 채점, 해석할 수 있는지를 묻기 때문에 두뇌특성평가방법 중 가장 기본이 되는 뇌파검사, 자율신경평가, 신체기능평가, 심리평가 등 다양한 평가방법의 특징과 실시방법을 명확하게 알고 있어야 합니다.

■ 두뇌훈련지도

두뇌훈련지도는 대상자의 두뇌능력향상을 위한 훈련 프로그램을 지도할 수 있는지를 판단하기 위한 영역으로 두뇌훈련법에 대한 기본 지식과 다양한 훈련방법을 활용하여 대상자의 두뇌능력향상을 위한 훈련 프로그램을 지도할 수 있는지를 묻습니다. 따라서 기본적으로 기초두뇌훈련, 호흡 · 이완훈련, 뇌체조, 뉴로피드백훈련, 인지 · 창의성훈련, 명상훈련 등 주요 두뇌훈련법을 확실하게 이해하고 시행할 수 있어야 합니다. 그리고 두뇌훈련 프로그램을 개발하고 효과적으로 지도를 할 수 있도록 주요 두뇌훈련 지도전략을 활용하고 훈련지도안을 작성하여 체계적으로 훈련지도를 할 수 있어야 합니다. 또한, 뇌의 특성에 적합한 지도를 하기 위해 교수학습법을 정확하게 이해하고 이를 응용할 수 있어야 합니다.

이 책의 **차례** CONTENTS

PART 1

핵심예제 001 to 100

핵심예제 001

두뇌특성평가는 개인의 두뇌특성과 역량을 이해하기 위하여 몸과 마음의 건강 상태와 발달 정보를 수집하고 통합하여 해석하는 일련의 과정이다. 두뇌특성평가를 수행하는 일반적인 절차를 쓰시오.

① 평가목적의 수립
② 평가장면의 선정
③ 평가도구의 선정
④ 평가실행과 결과 처리
⑤ 평가결과의 해석과 활용

① 평가목적의 수립

누구를 대상으로 무엇을 어떤 목표를 가지고 평가할 것인가를 명확하게 정의하는 단계이다. 평가목적이 구체적 일수록 평가장면의 선정부터 평가결과 해석과 활용에 이르기까지의 절차를 효율적으로 진행할 수 있다.

② 평가장면의 선정

평가목표에 따라 장비를 활용한 검사, 지필검사, 질문지법, 행동 관찰, 면접, 기록물 분석, 현장 실습 측정, 사례 연구 등 측정 방법을 선택하고 그에 부합하는 평가장면을 선정한다.

③ 평가도구의 선정

평가목적에 부합하여 평가할 수 있는 도구를 선정하는 단계이다. 평가도구를 선정할 때는 평가된 결과를 어떻게 활용할 것인가를 명료하게 하고 평가도구가 측정하고자 하는 것을 제대로 측정하는가에 대한 신뢰도와 타당도의 문제를 고려한다.

④ 평가실행과 결과 처리

평가를 실제로 실행하고 결과를 처리하는 단계이다. 빈틈없는 평가의 실행과 결과 자료의 취합, 통계처리, 분석된 자료의 표시 방법, 타당도 검증 등이 필요한 단계이다.

⑤ 평가결과의 해석과 활용

평가결과를 해석할 때에는 결과에 영향을 줄 수 있는 다양한 요인들의 영향력을 종합적으로 고려한다. 평가자는 훈련자의 내적인 경험과 사회적 관계 및 상호작용을 모두 고려해서 훈련자를 정확하게 이해하기 위해 노력해야 하며 평가결과를 고려하여 훈련자의 현재 기능 수준 이해, 훈련성과 진단, 훈련방법의 개선이나 프로그램 제안 등을 수행한다.

핵심예제 00**2**

두뇌영상기법 중 두뇌의 구조를 해부학적 영상으로 나타내는 기법 2가지를 쓰시오.

모범답안

① 컴퓨터단층촬영(CT)
② 자기공명영상(MRI)

심화해설

① 컴퓨터단층촬영(CT)

X선으로 촬영하여 두뇌의 횡단면에 대한 영상을 얻어서 뇌의 밀도를 구별하는 방법이다. 조직의 밀도에 따라 X선의 흡수량이 달라진다. 밀도가 높은 뼈와 같은 조직은 CT 영상에서 흰색으로 나오고, 밀도가 가장 낮은 뇌척수액은 검게 나타난다. 컴퓨터단층촬영은 뇌종양과 뇌출혈 등의 질환을 진단하는 데 많이 사용된다.

② 자기공명영상(MRI)

자기장을 발생시키면 뇌에서 공명하는 수소 양성자가 전류를 생성한다. MRI는 이 전류를 이용하여 뇌의 3차원 영상을 얻는 방법이다. 자기장 신호를 변화시키면 두뇌에서 특정 물질을 두드러지게 영상화할 수 있어서 목적에 따라 다양한 해부학적 구조 영상을 얻을 수 있다. X선이 아닌 자기장을 이용하기 때문에 인체에 해롭지 않고 영상의 선명도가 CT와 비교하여 훨씬 더 우수하다.

핵심예제 003

뇌의 기능을 측정하는 장치를 3개 이상 쓰시오.

모범답안

① 뇌전도(EEG)
② 뇌자도(MEG)
③ 양전자방출단층촬영(PET)
④ 기능적자기공명영상(fMRI)

심화해설

뇌기능 측정 장치	측정 대상	측정 방법
뇌전도(EEG)	뇌에서 발생하는 전기의 활성화	EEG에서는 컴퓨터에 전기 신호를 기록하기 위해 복합적인 전극들을 두피에 붙인다. EEG에서는 1/1000초만큼 빠르게 발생하는 뇌의 전기의 활동 변화를 기록한다.
뇌자도(MEG)	뇌에서 발생하는 자기장의 활성화	MEG에서는 자기장의 활동을 기록하기 위해 자기장 탐지기들을 머리 주위에 놓는다. MEG는 EEG와 같이 1/1000초만큼 빠르게 발생하는 뇌의 자기장의 활동 변화를 기록한다.
양전자방출단층촬영(PET)	뇌 영역에서 나타나는 방사능의 양	피험자는 뇌를 순환하는 방사능 물질을 투입 받는다. 활성화 수준이 높은 뇌 영역들은 더 많은 방사능을 축적하고, 이것은 탐지기들에 의해 감지된다. 컴퓨터는 뇌의 단층 촬영을 통해 방사능의 농축을 색깔의 차이로 구분하여 보여 준다.
기능적자기공명영상(fMRI)	뇌세포에서 산소를 잃은 헤모글로빈의 양	활발하게 활동하고 있는 뇌 영역은 더 많은 산소를 요구하고, 이 산소는 헤모글로빈에 의해 뇌세포로 전달된다. fMRI는 큰 자기장을 활용하여 뇌세포에 들어가는 산소를 가진 헤모글로빈의 양과 뇌세포를 떠나는 산소를 잃은 헤모글로빈의 양을 비교한다.

두뇌의 생리학적 활동을 탐지하여 특정한 인지기능을 수행하는 데 관여하는 두뇌의 구조와 신경망을 관찰할 수 있는 두뇌영상기법 2가지를 쓰시오.

① 양전자방출단층촬영(PET)
② 기능적자기공명영상(fMRI)

① 양전자방출단층촬영(PET)

양전자방출단층촬영법(PET)은 뇌의 활동 영역을 혈류에 포함된 방사성 동위원소를 통해 측정하는 방법이다. PET의 측정 원리 및 방법은 피험자에게 뇌를 순환하는 방사능 물질을 투입하는 것으로, 활성화 수준이 높은 뇌 영역들은 더 많은 방사능을 축적하고 방사능을 감지하여 뇌의 단층 촬영을 통해 방사능의 농축을 보여 준다. 더 활성화된 영역들은 빨간색과 노란색으로, 비활성화된 영역들은 파란색과 녹색으로 나타낸다.

② 기능적자기공명영상(fMRI)

기능적자기공명영상(fMRI)은 뇌 세포에서 산소를 잃은 헤모글로빈의 양의 측정을 통해 뇌의 활성화된 영역과 덜 활성화된 영역들을 보여 준다. fMRI의 측정 원리는 뇌의 어떤 부분이 더 활성화될 때 산소와 영양분의 요구량이 증가한다는 사실을 토대로 한다. 산소는 헤모글로빈에 의해 뇌세포로 전달된다. 헤모글로빈은 자기장의 성격을 가진 철분을 함유한다. fMRI는 큰 자기장을 사용하여 뇌세포에 들어가는 산소를 가진 헤모글로빈의 양과 뇌세포를 떠나는 산소를 잃은 헤모글로빈의 양을 비교한다.

두뇌특성평가를 진행할 때 수검자 변인에 의한 측정 오류를 최소화하기 위해 평가자가 취해야 할 조치를 2가지 이상 기술하시오.

모범답안

· 평가목적과 평가결과의 활용에 대해 분명하게 알려 주고, 객관적인 평가를 통해 수검자가 얻는 이득을 상세하게 설명해 준다.
· 평가자는 전문적이면서도 따뜻하고 공감적인 태도로 수검자가 정서적으로 안정된 상태에서 검사를 받을 수 있도록 한다.
· 수검자의 학력과 나이를 고려하여 이해하기 쉬운 용어로 설명하여 평가에 대한 정보를 제공한다.

더 알아보기

평가자 변인과 수검자 변인

변인	내용
기대 효과	평가자가 수검자의 수행이나 평가결과와 관련하여 어떠한 기대를 표명하는가에 따라 평가결과에 영향을 미칠 수 있다.
강화 효과	평가자가 수검자에게 제공하는 언어적 보상이나 물질적 보상이 평가결과에 영향을 미칠 수 있다.
위장 반응	수검자는 평가과정에서 자신의 모습을 실제보다 더 좋게 나타나도록 하는 정적 위장을 보일 수도 있고, 실제보다 나쁘거나 비정상적인 상태로 나타나도록 하는 부적 위장을 보일 수도 있다.
코칭 효과	수검자가 평가과정에서 미리 평가자로부터 평가내용에 대한 코칭을 받게 되어 평가결과에 영향을 미치는 것이다.
평가자의 성별과 연령	평가자의 성별, 연령, 인종, 경험 수준 등이 평가결과에 영향을 미칠 수 있다.
심신 상태	평가점수는 평가를 받는 당일 수검자의 신체적·심리적 상태에 의해 상당히 좌우될 수 있다.
평가불안	수검자는 평가를 위협적인 것으로 지각하게 되면 평가수행이나 그 평가결과에 대해 불안을 느끼게 되는데, 이와 같은 평가불안이 학업성적이나 적성검사 점수와 부적상관을 보인다.
수검 능력	수검 능력은 평가문항의 내용과 형식에 관한 특징을 이용하여 자신의 실력보다 더 높은 점수를 획득하는 능력을 말하는 것으로, 일반적으로 수검 능력이 높은 사람이 낮은 사람에 비해 상대적으로 높은 점수를 받는다.
반응 태세	수검자는 의식적이거나 무의식적으로 문항 자체의 내용이나 물음과는 관계없이 일정한 방향으로 일관성 있게 반응하는 경향을 보이기도 한다.

핵심예제 006

자율신경계의 구성요소와 주요 기능에 대해 간략히 기술하시오.

모범답안

자율신경계는 교감신경계와 부교감신경계로 구성되며, 교감·부교감신경은 우리 몸의 각종 장기들에 직접적으로 연결되어 서로의 작용을 균형 있게 제어함으로써 항상성을 유지하는 기능을 한다.

심화해설

자율신경계는 교감신경계와 부교감신경계로 구성된다. 교감신경계는 주로 저항·긴장·방어 시 활성화되며, 부교감신경계는 수용·이완·회복 시 활성화된다.

교감신경계가 활성화되면 맥박 증가, 혈압 상승이 유도되고 내장의 혈관을 수축시켜 위장에서의 소화운동과 소화효소 분비를 억제하며, 괄약근 수축, 혈관 수축, 땀분비 촉진 등을 유발하게 된다. 즉, 내장기관들의 활동을 억제하고 심장 박동수가 증가되며 근육을 긴장하게 만들어서 인체가 에너지를 방출하는 상태가 된다.

부교감신경계가 활성화되면 심장 박동수 및 혈압 감소, 침분비 증가, 장운동의 증가, 잠 유발, 소화흡수 촉진, 안정감, 집중력, 성장 발육, 배변 용이, 이뇨작용 등이 원활하게 된다. 즉, 오장육부를 편하게 하여 인체가 에너지를 비축하는 상태가 된다.

구성요소인 두 신경계(교감·부교감신경계)는 우리 몸의 각종 장기들에 직접적으로 연결되어 있어 어느 한쪽 신경계의 방향으로 과도한 활성이 일어나지 않도록 서로 제어하는 길항작용을 한다.

핵심예제 **007**

교감신경계가 활성화되었을 때 나타나는 신체 반응을 2가지 이상 쓰시오.

모범답안

① 맥박 증가
② 혈압 상승
③ 내장 기능 저하(소화 · 배변 기능 저하)
④ 혈관 수축
⑤ 땀분비 촉진
⑥ 근육 긴장

심화해설

교감신경계는 주로 저항 · 긴장 · 방어 시 활성화된다. 교감신경계가 활성화되면 맥박 증가, 혈압 상승이 유도되고 내장의 혈관을 수축시켜 위장에서의 소화 운동과 소화효소 분비를 억제하며, 괄약근 수축, 혈관 수축, 땀분비 촉진 등을 유발하게 된다. 즉, 내장 기관들의 활동을 억제하고 심장 박동수가 증가되며 근육을 긴장하게 만들어서 인체가 에너지를 방출하는 상태가 된다.

스트레스는 분노, 두려움, 불안 등과 같은 부정적 감정들을 교감신경의 활성을 동반하여 에너지를 발산하는 과정이다. 스트레스 상태일 경우 교감신경의 우세해진 활성으로 인해 심박이 빨라지며 호흡이 가빠지고 혈관이 수축되고 털이 쭈뼛 선다. 뿐만 아니라 땀이 분비되고 입이 마르며 근육이 긴장되고 소화 운동이 저하되는 등 일련의 아드레날린 생리적 반응이 급격하게 일어나게 된다.

핵심예제 008

심박간격변이도 분석을 통해 평가 가능한 자율신경기능을 2가지 이상 쓰시오.

핵심 실전

모범답안

① 자율신경계 전체 활성 수준(TP)

② 교감신경계 활성 수준(LF)

③ 부교감신경계 활성 수준(HF)

④ 자율신경계 균형 수준(norm LF, norm HF)

⑤ 자율신경계 노화 수준

⑥ 외부 스트레스에 대한 자율신경의 적응 능력 수준(SDNN)

⑦ 심질환 위험도(HRV-Index)

심화해설

심박간격변이도란 연속된 심박동 사이의 시간 간격 변화 그래프를 의미한다. 연속된 심박 피크 간 간격의 변화를 그래프 형태로 표시해 보면 일정 범위 내에서 조금 높아졌다 낮아졌다하는 무작위적인 진동 형태로 보인다. 심박 피크는 매우 규칙적으로 발생하는 것처럼 보이지만 실제 정량적인 수치로 간격을 조사해 보면 매 박동 시마다 조금씩 달라진다.

심박간격변이도 주요 분석지표들에는 TP, VLF, LF, HF, norm LF, norm HF, HRV-Index, SDNN 등이 있으며, 이러한 지표들을 통해 자율신경계 전체 활성 및 교감·부교감신경계 활성 수준, 자율신경 균형 및 자율신경계 기능의 저하나 노화 수준 등을 주요하게 평가할 수 있다.

더 알아보기

심박변이도 주요 분석지표

HRV 지표명	지표 정의
VLF	심박간격변이도(RRV)의 VLF(Very Low Frequency) 주파수 대역(0.04Hz 미만) 절대파워
LF	심박간격변이도(RRV)의 LF(Low Frequency) 주파수 대역(0.04 이상 0.15Hz 미만) 절대파워
HF	심박간격변이도(RRV)의 HF(High Frequency) 주파수 대역(0.15 이상 0.4Hz 이하) 절대파워
norm_LF(%)	(LF+HF)에 대한 LF의 상대 백분율
TP(Total Power)	심박간격변이도(RRV)의 총 파워
Heart Rate	분당 평균 심박수
HRV-Index	• 심박간격변이도(RRV) 히스토그램의 기하학적 분포 모양의 퍼진 정도 • 히스토그램의 분포 면적을 최대치로 나눈 값
SDNN	심박간격변이도(RRV)의 표준편차

핵심예제 009

계측한 맥파 신호에서 자율신경기능이 젊고 건강한 편인지 살펴 보고자 한다. 어떤 분석을 시행하고, 어떻게 평가할 것인지 간략하게 기술하시오.

모범답안

맥파 피크 간 간격(또는 맥박·심박 간격)을 추출해서 심박간격변이도를 얻은 후, 변이도의 폭이 크면 젊고 건강한 것으로 평가한다.

심화해설

맥파 피크는 마치 매우 규칙적으로 발생하는 것처럼 보이지만 실제 정량적인 수치로 간격을 조사해 보면 매 박동 시마다 조금씩 달라진다. 피크 간 간격의 변화를 그래프 형태로 표시해 보면 일정 범위 내에서 조금 높아졌다 낮아졌다하는 무작위적인 진동 형태로 보인다. 이러한 맥박 또는 심박간격의 변화 그래프는 심박변이도 타코그램(RRV Tachogram)이라고 부르며, 문헌에 따라서는 주기길이변이도(Cycle Length Variability), 심장주기변이도(Heart Period Variability), 심박수 타코그램(Heart Rate Tachogram), 심박변이도(Heart Rate Variability) 등으로 불리기도 한다. 보통 젊고 건강한 사람일수록 심박간격변이도의 변화폭이 큰 경향을 보이며, 이러한 변화폭을 정량화한 지표들은 연령이 증가(노화, 퇴화)하면서 서서히 줄어드는 특징이 있다.

핵심예제 **010**

가속도맥파의 정의와 구성에 대해 기술하시오.

가속도맥파는 맥파를 두 번 미분한 파형으로, a, b, c, d, e-파(wave)로 구성되어 있다.

맥파(Plethysmogram; PTG)는 헤모글로빈에 의해 흡수되는 빛의 양의 변화를 측정한 것이므로 일반적으로 혈액 용적의 변화를 반영한다.

이때 가속도맥파(SDPTG)는 맥파(PTG)를 두 번 미분한 파형으로 변곡점과 같은 PTG의 세부 형상 정보 파악이 용이하다. 가속도맥파는 다음과 같은 몇 개의 음양 피크들로 구성된다.

- a-파(wave): SDPTG에서 처음 출현하는 큰 양의 피크(initial positive wave)
- b-파(wave): a피크 다음에 바로 출현하는 음의 피크(early negative wave)
- c-파(wave): b피크 다음에 바로 출현하는 양의 피크(re-upsloping wave)
- d-파(wave): c피크 다음에 바로 출현하는 음의 피크(late re-downsloping wave)
- e-파(wave): d피크 다음에 바로 출현하는 이완기 양의 피크(diastolic positive wave)

가속도맥파 주요 지표로 가속도맥파 연령 지표(SDPTG-AI)가 있는데, 이것은 'Second Derivative of Photoplethysmogram Aging Index'의 약자로 혈관의 기능적 노화 수준을 반영하는 지표로 'b/a-c/a-d/a-e/a'로 정의된 값이다. SDPTG-AI는 혈관의 기능 노화가 심한 대표적인 상태인 동맥경화의 경중 상태를 잘 반영하는 동맥경화 위험 지표로도 흔히 알려져 있다.

핵심예제 **011**

뇌기능을 측정하는 장비로서 뇌전도법(EEG)의 장단점을 기능적자기공명영상(fMRI)과 비교하여 서술하시오.

모범답안

기능적자기공명영상(fMRI)과 비교하여 볼 때, 뇌전도법(EEG)의 장점은 시간해상도가 높고 저렴하며 이동이 편리하다는 것이고, 뇌전도법(EEG)의 단점은 공간분해능이 낮고 전기장의 근원을 정확하게 알 수 없다는 것이다.

심화해설

기능적자기공명영상(fMRI)은 뇌의 활동 부위를 밀리미터 단위로 파악할 수 있어 공간분해능이 우수하지만 신호처리에 초 단위의 시간이 필요하고, 혈액을 경유하여 신경세포의 활동을 검출하기 때문에 신경세포의 활동을 직접적으로 검출하지 못한다는 단점이 있다.

뇌전도법(EEG)은 두피 상에 100개 이상의 전극을 배치할 수 있고 이를 이용하여 전기장의 분포와 시간에 따른 변화를 1/1000초 단위로 빠르게 관찰할 수 있다. 그러나 뇌전도법은 전기장의 근원을 정확하게 알 수 없다는 단점이 있다. 이는 측정되는 전기장이 특정 신경세포에 의한 것만이 아니라, 주변의 전도성 매질로 흐르는 불필요한 전류에 의한 신호의 왜곡 현상이 동반되기 때문이다.

뇌전도법은 공간해상도는 다소 떨어지지만 저렴하면서도 이동이 편리하고 시간해상도가 높으며 비침습적으로 신경세포의 직접적인 활동 측정이 가능하다는 장점들이 있어, 뇌기능 연구의 주요 도구로 자리매김을 계속 유지할 것으로 보인다.

뇌파는 주로 0∼50Hz 리듬 성분들이 혼합 구성되어 있다. 뇌파를 5가지 세부 리듬으로 나누고, 각각의 이름과 주파수 범위를 기술하시오.

모범답안

뇌파는 저주파 영역에서 고주파 영역 순으로 5개의 영역으로 구분하며, 차례로 델타리듬, 쎄타리듬, 알파리듬, 베타리듬, 감마리듬이라고 한다.

각 리듬별 주파수 범위는 델타리듬은 4Hz 미만(0~4Hz), 쎄타리듬은 4Hz 이상 8Hz 미만, 알파리듬은 8Hz 이상 13Hz 미만, 베타리듬은 13Hz 이상 30Hz 미만, 감마리듬은 30Hz 이상(30~50 Hz)에 해당한다.

심화해설

리드미컬하게 진동하는 형태의 뇌파에서 이러한 주기적인 진동이 1초 동안에 나타난 횟수를 주파수(Frequency, 단위: Hz, 헤르쯔)라고 하며, 주파수가 높을수록 빠르게 진동하는 파형, 즉 고주파 성분을 의미한다. 뇌파는 저주파 영역에서 고주파 영역 순으로 5개의 영역으로 구분하며, 차례로 델타리듬, 쎄타리듬, 알파리듬, 베타리듬, 감마리듬이라고 한다.

일반적으로 졸리거나 서서히 의식이 없어질수록 빠른 리듬은 서서히 사라지고 알파리듬에서 쎄타리듬, 델타리듬 방향으로 점차 느린 리듬이 우세해진다. 반대로 암산, 추리 등의 작업을 수행하거나 정신적으로 지나치게 각성된 경우에는 느린 리듬은 서서히 사라지고 알파리듬에서 베타리듬, 감마리듬 방향으로 점차 빠른 리듬이 우세해진다.

대뇌피질 해당 부위에 있는 신경세포군의 전기적 활동이 왕성할수록 그 부위에 혈류량이 많아지고, 포도당, 산소 소모량이 증가하며 베타리듬, 감마리듬과 같은 빠른 뇌파리듬이 나타나는 경향이 있다.

핵심예제 **013**

휴지기 뇌파의 정의와 주요 특징에 대해 서술하시오.

모범답안

휴지기 뇌파란 외부 자극이 없는 편안한 휴식 상태에서 측정하는 뇌파로, 주로 눈을 감은 상태에서 측정을 하는데 이때 대뇌피질이 쉬게 되면서 고유 진동리듬이 우세하게 관찰된다.

심화해설

어떤 외부 자극도 주어지지 않는 상태에서 대뇌피질 신경세포의 자발적인 전기 활동을 배경 뇌파 또는 휴지기 뇌파라고 부르며, 안정 시 대뇌피질의 각 부위에서 휴지기 뇌파가 정상적인 고유리듬 형태로 출현하는지 진단하는 것을 배경 뇌파 검사라고 부른다.

이러한 고유리듬은 휴지기 뇌파 파워 스펙트럼 분포의 5~13Hz 영역 내에서 공통적으로 가장 높은 피크 형태로 나타난다.

정상인의 경우 고유리듬의 주파수 위치가 알파리듬 대역에 포함되므로 이를 '알파고유리듬' 또는 '알파 피크'라고 일컫기도 하지만 인지기능 퇴화로 인해 고유리듬의 주파수가 쎄타리듬 대역까지도 내려갈 수 있으므로 '고유리듬'이라 일컫는 것이 개념적인 혼돈을 피할 수 있다.

핵심예제 **014**

뇌파 측정에서 노화나 만성피로, 특히 치매와 같이 인지기능 퇴화가 심화될수록 나타나는 고유리듬 피크 형상의 특성을 기술하시오.

모범답안

뇌파 측정에서 노화나 만성피로, 특히 치매와 같이 인지손상이 동반되는 여러 질환들에서 인지기능 퇴화가 심화될수록 고유리듬 피크의 전반적 형상은 서서히 옆으로 퍼지면서 높이가 낮아지고, 피크가 위치한 주파수는 점차 낮은 쪽으로 내려가는 경향을 나타낸다.

심화해설

고유리듬은 눈감은 안정 상태에서 누구에게나 나타나는 자발뇌파리듬으로, 뇌의 시상이 주요 발생원이며 뇌파리듬의 페이스메이커 역할을 한다.

다음의 그림은 65세 이하 정상 그룹, 65세 초과 정상 그룹과 알츠하이머 치매가 늦게 발병한 그룹(LAD), 알츠하이머 치매가 일찍 발병한 그룹(EAD)에 대한 고유리듬 패턴의 변화를 보여 주는 그래프이다.

정상인의 경우, 고유리듬 피크는 높고 뾰족한 형상으로 10Hz 근처 또는 그 이상에서 나타나지만 노화나 만성피로, 특히 알츠하이머 치매와 같이 인지손상이 동반되는 여러 질환들에서 인지기능 퇴화가 심화될수록 고유리듬 피크의 전반적 형상은 서서히 옆으로 퍼지면서 높이가 낮아지고, 피크가 위치한 주파수는 점차 낮은 쪽으로 내려가는 경향을 나타낸다.

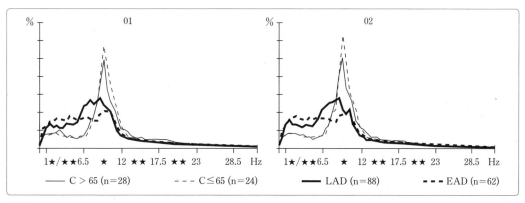

그림 65세 이하 정상 그룹(C<65), 65세 초과 정상 그룹(C>65), 알츠하이머 치매가 늦게 발병한 그룹(LAD), 일찍 발병한 그룹(EAD)들에 대한 휴지기 뇌파 스펙트럼의 고유리듬 패턴의 변화 (출처: EEG power spectrum differences in early and late onset forms of Alzheimer's disease, Clinical Neurophysiology, Vol.110, 1999, pp.621-631)

핵심예제 **015**

사건관련 유발전위의 해석변수를 2가지 이상 쓰시오.

① 피크 음 · 양 극성방향
② 피크 출현시점
③ 피크 높이
④ 피크 파형

사건관련 유발전위(ERP)는 자극들이 제시된 시점을 기준으로 뇌파들을 평균화함으로써 주어진 자극과 관련 없는 자발 뇌파 성분들은 제거하고 자극 정보 처리에 공통으로 관여한 뇌 반응만 추려낸 유발 뇌파를 의미한다. 평균화 과정에 의해 추출된 유발전위는 몇 개의 피크로 구성된 단순한 파형 형태로 나타난다.

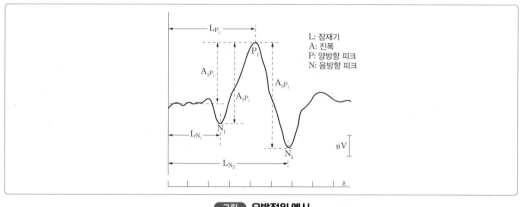

그림 유발전위 예시

유발전위는 각 피크들의 음 · 양 극성방향 형상뿐만 아니라 진폭과 출현시점 등에 의해 정량화된다. 보통 자발 뇌파에 비해 재현성이 뛰어나고 분석이 간단한 편이다.

핵심예제 **016**

P300 기반 선택적 주의력 기능을 평가하기 위한 능동 오드볼 과제(Active Oddball Task)를 진행하는 방식(protocal)에 대해 기술하시오.

능동 오드볼 과제는 표준 자극(흔한 자극)과 목표 자극(드문 자극)을 4 : 1 또는 5 : 1의 비율로 빈도를 조절하여 무작위 순서로 제시되는 방식으로 진행된다. 검사 중 피검자는 반응키를 누르거나 목표 자극의 개수를 헤아려야 하는 등의 적극적 반응을 해야 하므로 능동 과제 방식으로 진행된다. 표준 자극이 높은 빈도로 흔하게 제시되다가 목표 자극이 제시되면 반응키를 눌러야 하므로 피검자의 목표 자극에 대한 선택적 주의력이 주요하게 요구되는 프로토콜이다.

주의력과 관련된 뇌파 반응을 측정하기 위한 주의 과제는 일반적으로 능동 오드볼 과제를 선호한다. 이는 표준 자극과 목표 자극을 4 : 1 또는 5 : 1의 비율로 빈도를 조절하여 무작위 순서로 제시되는 방식으로 보통 오드볼 과제로 알려져 있다.

능동 오드볼 과제는 표준 자극이 높은 빈도로 흔하게 제시되다가 목표 자극이 제시되면 반응키를 눌러야 하므로 피검자의 목표 자극에 대한 선택적 주의력이 주요하게 요구되는 과제이다. 특히, 검사 중 피검자는 반응키를 누르거나 목표 자극의 개수를 헤아려야 하는 등의 적극적 반응을 해야 하므로 능동 과제 방식으로 진행된다.

이때 목표 자극과 표준 자극에 대한 각각의 평균화 과정에 의해 목표-사건관련전위와 표준-사건관련전위를 추출하여 분석한다. 목표-사건관련전위의 구성 피크들 중 P300에 해당하는 피크가 1960년대 서턴(Sutton)의 보고 이후 뇌의 정보처리기전과 관련하여 전 세계적으로 가장 많이 연구되어 왔다. P300이란 자극 제시 후 약 300ms 근처에 나타나는 양(+) 방향의 피크를 의미한다. P300은 정보처리 과정 중 자극에 대한 선택적 주의력, 자극 인지, 기억 탐색, 불확실감의 해소 등을 반영한다고 알려져 있다. 즉, 주의력, 기억력, 인지 능력 등이 높을수록 P300의 진폭이 커지는 경향이 있으며, P300 피크의 출현시점이 빨라지게 된다.

능동 과제 방식으로 진행된 능동 오드볼 과제의 경우 단순 반복 자극에 의해 유발된 P300에 비해 조금 더 긴 잠재기를 나타내는 것이 특징이다.

신체의 건강 상태와 두뇌의 건강 상태는 서로 긴밀하게 연결되어 있다. 따라서 두뇌의 건강 상태와 발달 정도를 통합하여 훈련 계획을 세우기 위해 신체기능을 평가하는 일은 필요하다. 신체기능을 평가하기 위한 건강 체력의 5가지 항목을 쓰고, 각각의 대표적인 평가방법을 쓰시오.

① 근력 – 악력

② 근지구력 – 윗몸일으키기

③ 심폐지구력 – 20m 왕복오래달리기

④ 유연성 – 앉아서 윗몸앞으로굽히기

⑤ 신체 조성 – 체질량지수

건강 체력 항목

건강 체력	의미
근력	저항에 대해 근육이 힘을 낼 수 있는 능력
근지구력	저항에 대해 근육이 오랜 시간 동안 견디는 능력
심폐지구력	호흡기관이나 순환계가 오랜 시간 동안 지속되는 운동이나 활동에 버틸 수 있는 능력
유연성	관절의 움직임의 범위를 넓힐 수 있는 능력
신체 조성	체지방, 근육량, 골격근 등과 같은 신체를 구성하는 요소들의 상대적인 비율

건강 체력을 평가하는 항목으로 신체 조성의 의미와 신체 조성을 측정하는 대표적인 방법을 쓰시오.

모범답안

신체 조성은 체지방, 수분, 단백질, 미네랄 등 신체를 구성하는 요소들이 체중에 대하여 차지하는 비율을 의미한다. 신체 조성을 평가하기 위한 대표적인 방법으로는 체중을 신장의 제곱으로 나눈 값, 즉 체질량지수를 측정하는 방법이 있다.

심화해설

신체 조성을 평가하기 위한 방법으로는 직접측정법과 간접측정법이 있다. 직접측정법으로는 캘리퍼 등의 도구를 이용하여 피부의 두께를 측정하는 두겹법(skinfold technique), 인체 내에 전류를 흐르게 한 후 저항 정도를 확인하여 측정하는 생체전기저항 측정법(bioelectric impedance analysis; BIA), X-ray 촬영을 통해 뼈를 비롯한 신체 구성 성분을 확인하는 방법(dual energy X-ray absorptiometry; DEXA) 등이 있다. 간접측정법으로는 체중을 신장의 제곱으로 나눈 값, 체질량지수(Body Mass Index; BMI)를 측정하는 방법이 있다.

신체 조성은 유전, 연령, 생활 습관 등으로부터 영향을 받기도 하며, 특히 운동에 의해 변화한다. 기본적으로 체지방이 많으면 모든 대사질환을 발생시키는 원인이 되어 건강에 부정적인 영향을 미친다.

핵심예제 019

기능체력은 신체 활동과 운동 기술을 발휘하는 데 필요한 역량이다. 기능체력검사 항목을 3가지 이상 쓰시오.

모범답안 ··

① 스피드
② 민첩성
③ 순발력
④ 평형성
⑤ 협응성
⑥ 반응 시간

심화해설 ··

기능체력은 신체 활동과 운동 기술을 발휘하는 데 필요한 역량으로, 기능체력검사 항목에는 스피드, 민첩성, 순발력, 평형성, 협응성, 반응 시간이 있다.

기능체력	의미
스피드	예정된 방향으로 신체를 최대한 빠르게 움직이는 능력
민첩성	움직임의 방향이나 몸의 위치를 신속하게 전환하는 능력
순발력	단시간에 폭발적으로 힘을 내는 능력
평형성	움직이거나 정지한 상태에서 균형을 유지하는 능력
협응성	근육과 신경계의 협응으로 정확한 동작을 수행하는 능력
반응 시간	자극에 대한 신체적 반응을 신속히 수행하는 능력

핵심예제 **020**

노인의 신체기능을 평가하기 위한 항목을 3가지 선정하고, 선정한 이유를 간략하게 기술하시오.

모범답안

노인의 신체기능을 평가하기 위한 항목으로 운동성, 평형성, 협응성을 선정할 수 있다. 그 이유는 노인은 전반적인 체력 향상보다는 장애를 예방하기 위한 체력과 기능 관리가 더 필요하므로 일상생활 활동 또는 장애와 관련이 높거나 예측할 수 있는 항목을 위주로 평가한다.

더 알아보기

노인의 신체기능은 평가의 목적과 필요에 따라 특정한 체력 요인을 평가하거나 체력 요인이 모두 포함된 배터리 검사를 실시하여 평가할 수 있다. 노인의 신체기능평가 배터리로 유용한 검사법은 미국의 국립노화연구소가 채택한 단축형 신체 수행 배터리(Short Physical Performance Battery; SPPB) 검사가 있다.

단축형 신체 수행 배터리(Short Physical Performance Battery; SPPB)

SPPB		평가기준	점수	만점
균형검사	일반 자세	10초 이상	1	4
	반 일렬 자세	10초 이상	1	
	일렬 자세	3초 이상 10초 미만	1	
		10초 이상	2	
보행 속도	4m 걸음	4.82초 미만	4	4
		4.82초 이상 6.20초 이하	3	
		6.21초 이상 8.70초 미만	2	
		8.70초 초과	1	
의자 일어서기	5회 반복	11.20초 미만	4	4
		11.20초 이상 13.69초 이하	3	
		13.7초 이상 16.69초 이하	2	
		16.7초 이상 60초 미만	1	
		60초 이상	0	

* 단, 소수점 아래 둘째 자리까지 측정한다.

표준화된 심리검사에 포함되어 있는 백분위점수와 표준점수에 대해 설명하시오.

① 백분위점수

백분위점수는 점수들의 분포를 100개의 동일 구간으로 나누고, 원점수가 이 분포에서 차지하는 상대적인 위치를 가리키도록 변환한 것이다. 백분위점수는 집단의 점수 분포에서 전체 사례의 몇 %가 원점수의 미만에 놓여 있는가를 나타내는 상대적 위치이다. 예를 들어 검사 결과 백분위점수가 90이라면 내담자의 점수보다 낮은 사람들이 전체의 90%가 된다는 의미이다.

② 표준점수

표준점수는 원점수를 주어진 집단의 평균을 중심으로 표준편차 단위를 사용하여 분포상 어느 위치에 해당하는가를 나타낸 것이다. 표준화된 심리검사에서 표준점수는 개인의 점수가 평균으로부터 떨어져 있는 거리를 의미한다. 원점수를 표준점수로 변환함으로써 상대적인 위치를 짐작할 수 있으며 검사결과를 비교할 수도 있다. 보편적으로 많이 사용되는 표준점수에는 Z점수와 T점수가 있다.

• Z점수 : 원점수를 평균이 0, 표준편차가 1인 Z-분포상의 점수로 변환한 점수이다. 예를 들어 Z점수 0은 원점수가 정확하게 평균값에 위치한다는 의미이며, Z점수 −1은 원점수가 집단의 평균으로부터 하위 −1.0 표준편차만큼 떨어져 있다는 의미이다.

• T점수 : 원점수를 평균이 50, 표준편차가 10인 분포로 변환한 점수이다. 소수점과 음수값을 가지는 Z점수의 단점을 보완하기 위해 Z점수에 10을 곱한 후 50을 더하여 구한다.

핵심예제 022

심리검사에서는 선다형과 같은 객관적 형태의 자기보고형 설문지 검사가 많이 활용된다. 이와 같은 검사 형태의 장점을 3가지 쓰시오.

모범답안 ···

① **검사실시의 간편성**: 검사의 시행, 채점, 해석이 투사적 검사에 비해 간편하다.

② **시간과 노력의 절약**: 부호화와 분석이 용이하므로 시간과 노력이 상대적으로 절약된다.

③ **부적합한 응답의 최소화**: 무응답이나 검사목적에 부합하지 않은 응답을 줄일 수 있다.

④ **신뢰도 및 타당도 확보**: 검사지 제작 과정에서 신뢰도와 타당도에 대한 근거를 확보할 수 있으며 검사가 표준화된 절차에 따라 실시되어 채점 및 결과가 검사자나 채점자의 영향을 적게 받는다.

⑤ **객관성의 보장**: 검사자극의 의미가 명료하므로 검사시행 시 검사자나 상황변인의 영향을 덜 받으며, 검사자의 주관성이 배제되므로 검사결과의 객관성이 보장된다.

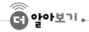 알아보기

○ **객관적 검사**

- 객관적 검사(Objective Tests)는 검사과제가 구조화되어 있으며 문항이 명확하여 모든 사람을 동일한 방식으로 해석할 수 있는 검사로 구조적 검사(Structured Tests)라고도 한다.
- 검사에서 평가되는 내용이 검사의 목적에 부합한 내용으로 정리되어 있으며 수검자가 일정한 형식에 따라 반응하도록 되어 있다.
- 검사결과를 통해 나타나는 개인의 특성 및 차이는 각각의 문항들에 대한 반응점수를 합산한 후 그 차이를 평가하는 과정으로 전개된다.
- 객관적 검사의 목적은 개인의 독특성을 측정하기보다는 개인마다 공통적으로 지니고 있는 특성이나 차원을 기준으로 하여 개인들을 상대적으로 비교하는 데 있다.

○ **투사적 검사**

- 투사적 검사(Projective Tests)는 비구조화된 검사과제를 제시하여 개인의 다양한 반응을 이끌어내는 검사로 비구조적 검사(Unstructured Tests)라고도 한다.
- 검사지시방법이 간단하고 개인의 독특한 심리적 특성을 측정하는 데 주목적을 둔다.
- 투사적 검사에서 수검자의 특성은 모호한 검사자극에 대한 수검자의 비의도적 · 자기노출적 반응으로 나타난다.
- 검사자극 내용을 불분명하게 함으로써 막연한 자극을 통해 수검자 자신의 내면적인 욕구나 성향을 외부에 자연스럽게 투사할 수 있도록 유도한다.

○ **객관적 검사와 투사적 검사의 장 · 단점 비교**

구분	객관적 검사	투사적 검사
장점	• 검사의 시행 · 채점 · 해석이 용이하다. • 검사의 신뢰도 및 타당도가 확보된다. • 검사시간과 노력이 절약된다. • 부적합한 응답을 최소화할 수 있다. • 검사자의 주관적 영향이 덜하여 객관성이 어느 정도 보장된다.	• 수검자의 독특한 반응을 이끌어낼 수 있다. • 수검자의 다양한 심리적 특성 및 무의식적 요인이 반영된다. • 수검자의 방어적 반응이 어려우므로 솔직한 응답이 유도된다.
단점	• 문항내용 및 응답의 범위가 제한된다. • 사회적 바람직성, 반응경향성 등의 영향을 받을 수 있다. • 수검자의 감정이나 신념, 무의식적 요인을 다루는 데 한계가 있다.	• 신뢰도와 타당도의 검증이 어렵다. • 검사자 또는 상황변인의 영향을 받아 객관성이 결여되기 쉽다. • 검사의 채점 및 해석에 있어서 높은 전문성이 요구된다.

행동 관찰은 내담자가 드러내는 비언어적인 행동 영역을 측정하는 기법을 말한다. 행동 관찰의 유형 4가지를 쓰시오.

모범답안 ···

① 자연관찰법
② 유사관찰법
③ 자기관찰법
④ 참여관찰법

심화해설 ···

행동 관찰은 내담자가 드러내는 비언어적인 행동 영역을 측정하는 구체적인 전략과 기법으로, 행동 관찰 내용은 심리검사의 자료 해석과 내담자 이해에 중요한 자료가 된다. 행동 관찰의 유형에는 자연관찰법, 유사관찰법, 자기관찰법, 참여관찰법이 있다.

① **자연관찰법**
   내담자의 생활환경에서 나타나는 행동을 자연스럽게 관찰하는 것으로, 관찰자가 생활환경 내에서 일어나는 내담자의 행동을 체계적으로 관찰하고 기록하는 방식이다.

② **유사관찰법**
   관찰의 효율성을 높이기 위해 특정 상황을 조작해 놓은 조건에서 내담자의 행동을 관찰하는 방식이다.(예 가족 관계, 사회적 관계, 아동의 행동, 부부 간 행동을 상담실에서 평가하거나 역할 참여 놀이 상황에서 평가)

③ **자기관찰법**
   미리 계획된 일정에 따라 관찰 행동의 발생이나 특징에 대해 내담자가 자신의 행동, 사고, 정서 등을 스스로 관찰하고 기록하는 방식이다.

④ **참여관찰법**
   내담자의 주변 인물을 관찰자로 참여시켜 내담자를 관찰하고 보고하도록 하는 방식으로 광범위한 문제 행동과 환경적 사건에 적용할 수 있다.

핵심예제 024

심리평가와 관련된 윤리 문제를 3가지 이상 기술하시오.

① 적절한 평가도구의 선택

신뢰도와 타당도가 높고 공정하며, 실용적인 평가도구를 선정하여야 한다.

② 문화적 편견에 주의

평가결과를 해석할 때 성별이나 나이, 문화, 장애, 종교, 사회적·경제적 지위가 영향을 미칠 수 있음을 인식하고 편향된 해석을 경계하여야 한다.

③ 평가에 대한 동의

평가와 진단을 위해서 수검자에게 평가의 본질과 목적을 알리고 동의를 받아야 한다.

④ 사생활 침범

모든 검사와 평가는 개인의 사생활을 어느 정도까지 침해할 수 있다는 사실을 수검자가 명확히 인식하여야 한다. 사생활 침해가 염려되면 검사를 거절할 수 있음을 수검자에게 미리 알려 주어야 한다.

⑤ 검사자료의 방출

검사자료는 어떤 것이든지 수검자의 허락에 의해서만 방출되어야 한다.

⑥ 검사의 관리

검사는 표준화된 방법에 따라 진행되어야 한다.

⑦ 검사의 보안

검사내용의 보존과 검사 자체의 보안 등 검사의 보안을 위해 노력하여야 한다.

⑧ 검사결과의 해석

검사결과를 채점하고 해석할 때 정확성을 감소시킬 수 있는 다양한 요인과 문제점을 고려해야 한다.

핵심예제 025

카텔(Cattell)이 제시한 유동 지능과 결정 지능에 대해 설명하시오.

모범답안

유동 지능은 타고난 능력으로 뇌의 성장에 비례하여 발달하고 쇠퇴하는 특성을 가진다. 새로운 문제에 대한 추리의 속도와 정확성, 기계적 암기, 지각 능력, 일반 추론 능력이 여기에 속한다.

결정 지능은 환경과 경험, 문화적 영향을 받아서 후천적으로 계발되는 지적 능력이다. 상식, 언어 이해력, 문제 해결 능력, 논리적 추론 능력이 여기에 속한다.

더 알아보기

카텔(Cattell)은 스피어먼(Spearman)의 2요인설과 서스톤(Thurstone)의 다요인설의 장점만을 결합하여 지능의 일반 요인을 유동 지능과 결정 지능의 2가지로 분류하였다. 유동 지능은 새롭고 친숙하지 않은 과제를 수행하는 데 더 중요하게 작용하며, 특히 신속한 의사결정이나 비언어적 내용과 관련이 있다. 결정 지능은 친숙한 과제를 수행하는 데 더 중요한 영향을 미치며, 특히 언어나 사전 지식과 많은 관계가 있다.

유동 지능과 결정 지능의 관계

카텔은 아동기와 청소년기의 유동 지능의 획득이 결정 지능 발달에 필요조건은 되지만, 충분조건은 되지 못한다고 가정하였다. 즉, 결정 지능은 사회화와 문화 학습의 결과가 노출된 것일 뿐만 아니라 유동 지능이 필요조건이라는 것이다. 따라서 결정 지능이 높기 위해서는 유동 지능이 높아야 하는 것이다. 아동기에는 유동 지능과 결정 지능의 상관이 .50∼.60이지만, 성인기가 되면서 이들 간의 상관관계는 감소하는 경향이 있다고 한다. 아동기에는 유동 지능의 획득이 결정 지능을 발달시키는 필수조건이 된다. 그러나 성인기에 접어들어 연령이 증가하면서 생리적인 능력이 감퇴하여 유동 지능은 감퇴하지만, 경험의 증가로 결정 지능은 증가하는 현상이 발생한다.

핵심예제 **026**

하워드 가드너(Howard Gardner)가 뇌 연구에 기반하여 제시한 다중지능의 8가지 종류를 쓰시오.

모범답안

① 언어 지능

② 논리-수학 지능

③ 공간 지능

④ 음악 지능

⑤ 신체-협응 지능

⑥ 대인관계 지능

⑦ 자기성찰 지능(개인이해 지능)

⑧ 자연 탐구 지능

더 알아보기.

다중지능

하워드 가드너는 다중지능으로 언어 지능, 논리-수학 지능, 공간 지능, 음악 지능, 신체-협응 지능, 대인관계 지능, 자기성찰 지능의 7가지를 제시하였다가 후에 자연 탐구 지능과 실존 지능을 추가하였다. 실존 지능은 구체화된 능력의 형태로 보기 어려워 현재 다중지능은 실존 지능을 제외한 8가지의 지능으로 보편화되어 있다. 8가지 지능에 대한 특징은 다음과 같다.

지능	핵심 능력	특징
언어 지능	말하기와 글쓰기 능력, 언어 학습 능력, 언어 활용 능력	글이나 말을 통해 자신의 생각이나 느낌을 잘 표현하고 말로 남을 설득하는 데 소질이 있으며 말이나 글로 표현된 내용을 잘 기억한다.
논리-수학 지능	논리적·수리적 유형에 대한 민감성과 구분 능력, 연쇄적 추리를 다루는 능력	수를 좋아하며 자료를 쉽게 해석하고 추론 능력이 뛰어나다. 숫자나 규칙, 명제 등의 상징 체계를 잘 분석하며 그와 관련된 문제를 손쉽게 해결한다.
공간 지능	시각적·공간적 세계를 정확하게 지각하고, 최초의 지각에 근거해 형태를 바꾸는 능력	도형, 그림, 지도, 입체 설계 등의 공간적 상징 체계에 소질과 적성이 있다. 물건을 보기 좋게 배치하거나 새로운 물건을 만들고 낯선 곳에서 길을 잘 찾는다.
음악 지능	리듬, 음조, 음색을 만들고 평가하는 능력	박자, 리듬, 소리 등의 음악적 상징 체계에 민감하고 그러한 상징들을 창조할 수 있다. 노래를 부르거나 악기를 다루거나 새로운 곡을 창작하는 데 뛰어난 능력이 있다.
신체-협응 지능	자기 몸의 움직임을 통제하고 사물을 능숙하게 다루는 능력	춤, 운동, 연기 등의 특정한 몸의 움직임을 쉽게 익히고 창조한다.
대인관계 지능	타인의 기분, 기질, 욕망을 구분하고 적절하게 대응하는 능력	다른 사람의 기분이나 동기, 욕구를 잘 이해하고 그에 적절하게 반응하며 대인관계를 잘 이끌어간다.
자기성찰 지능	자신의 장점과 단점을 수용하고 인정하는 능력, 자신의 감정에 충실하고, 자신의 정서를 구분하는 능력	자기 스스로를 이해하는 탁월한 능력이 있고 자신의 행동과 감정을 잘 다루어 효과적인 삶을 살아간다.
자연 탐구 지능	식물, 광물, 동물을 분류하고 문화적 산물이나 인공물을 인식하는 능력	자연과 환경에 대한 깊은 관심을 갖고, 동물이나 식물, 암석 등을 인식하고 분류하는 능력을 가지고 있다.

핵심예제 027

개인의 전반적인 지적 능력을 객관적으로 평가하기 위해 개발된 성인용 웩슬러 지능검사(WAIS-Ⅳ)의 4가지 지표를 쓰시오.

모범답안

① 언어 이해 지표
② 지각적 추리 지표
③ 작업기억 지표
④ 처리 속도 지표

심화해설

① 언어 이해 지표

언어적 이해 능력, 언어적 정보처리 능력, 언어적 기술 및 정보의 새로운 문제해결을 위한 적용 능력, 어휘를 이용한 사고 능력, 결정적 지식, 인지적 유연성, 자기감찰 능력 등을 반영한다. 해당 지표의 소검사에는 공통성 소검사, 어휘 소검사, 지식 소검사, 이해 소검사가 있다.

② 지각적 추리 지표

지각적 추론 능력, 시각적 이미지에 대한 사고 및 처리 능력, 시각-운동 협응 능력, 공간 처리 능력, 인지적 유연성, 제한된 시간 내 시각적으로 인식된 자료를 해석 및 조직화하는 능력, 유동적 추론 능력, 비언어적 능력 등을 반영한다. 해당 지표의 소검사에는 토막짜기 소검사, 행렬추론 소검사, 퍼즐 소검사, 무게 비교 소검사, 빠진 곳 찾기 소검사가 있다.

③ 작업기억 지표

작업기억, 청각적 단기기억, 주의집중력, 수리 능력, 부호화 능력, 청각적 처리기술, 인지적 유연성, 자기감찰 능력 등을 반영한다. 해당 지표의 소검사에는 숫자 소검사, 산수 소검사, 순서화 소검사가 있다.

④ 처리 속도 지표

시각정보의 처리 속도, 과제 수행 속도, 시지각적 변별 능력, 정신적 수행의 속도 및 정신 운동 속도, 주의 집중력, 시각-운동 협응 능력, 인지적 유연성 등을 반영한다. 해당 지표의 소검사에는 기호 쓰기 소검사, 동형 찾기 소검사, 지우기 소검사가 있다.

핵심예제 028

창의성을 측정하는 대표적인 방법 5가지를 쓰시오.

모범답안

① 창의적인 성취도 측정
② 창의적인 사고력 측정
③ 창의적인 태도와 흥미 측정
④ 창의적인 성격 측정
⑤ 전기적 목록(창의적 활동의 자기보고서)을 통한 측정

심화해설

창의성 측정 방법

방법	설명
창의적인 성취도 측정	획득된 명성, 주위의 평가, 생산물에 대한 판정을 통해 창의적인 성취도를 평가하는 방법이다.
창의적인 사고력 측정	창의적 사고와 관련 있는 지적 능력들을 평가하는 방법이다.
창의적인 태도와 흥미 측정	창의성과 관련된 태도와 흥미를 묻는 문항들이 주어지고, 이에 대한 동의 여부를 물어서 측정한다.
창의적인 성격 측정	창의적 성격을 묻는 형용사 목록을 제시하고 관련 있는 항목을 선택하도록 하여 측정한다.
전기적 목록을 통한 측정	개인이 일생에 걸쳐 취미와 흥미, 활동 경험 등을 묻고 응답한 내용을 기록하여 창의성을 측정한다.

핵심예제 **029**

발산적 사고는 문제를 해결하기 위해 가능한 한 많은 창의적인 아이디어를 내는 사고 과정이나 방법을 의미한다. 길포드(J. Guilford)가 제시한 발산적 사고의 6가지 구성 요인을 쓰시오.

① 유창성

② 유연성

③ 독창성

④ 민감성

⑤ 정교화

⑥ 재구성

발산적 사고를 구성하는 6가지 요인에는 유창성, 유연성, 독창성, 문제에 대한 민감성, 정교화, 재구성이 있다.

발산적 사고의 구성 요인	설명
유창성(fluency)	어휘, 상상, 표현, 연상 측면에서 가능한 한 많은 아이디어를 내는 능력
유연성(flexibility)	자연 발생적이고 적응적인 측면으로서 가능한 한 다양한 범주의 아이디어를 내는 능력
독창성(originality)	참신하고 독특한 아이디어를 내는 능력
민감성(sensitivity)	주변 환경에서 문제를 지각하는 능력
정교화(elaboration)	다듬어지지 않은 아이디어를 더 정교하고 치밀하게 발전시키는 능력
재구성(reorganization)	일반적인 아이디어나 산물을 다른 목적, 관점, 용도로 재구성하는 능력

신경심리검사는 특정한 뇌의 구조나 신경 경로와 연관된 것으로 알려진 인지기능을 측정하기 위해 고안된 과제들로 구성된 검사이다. 신경심리검사를 활용하여 평가할 수 있는 주요 인지기능을 3가지 이상 쓰시오.

모범답안

① 주의력
② 언어 능력
③ 시공간 처리 능력
④ 기억력
⑤ 실행 기능

① **주의력**

주의력은 각성, 경계와 지속주의, 선택주의, 분할주의로 구분한다. 주의력을 측정하는 대표적인 검사는 연속 수행력검사(Continuous Performance Test), 선로 잇기검사(Trail Making Test), 스트룹검사(Stroop Test), 숫자폭검사 등이 있다.

② **언어 능력**

언어 능력은 언어 표현력, 언어 이해력, 따라 말하기, 이름 말하기 등이 속한다. 언어 능력을 측정하는 대표적인 검사는 보스턴 이름 말하기검사(Boston Naming Test), 언어 유창성검사, 웨스턴 실어증검사(Western Aphasia Battery) 등이 있다.

③ **시공간 처리 능력**

시공간 처리 능력은 시각 지각 능력과 공간 인식 능력이 속한다. 시공간 처리 능력을 평가하는 대표적인 검사는 웩슬러 지능검사의 토막 짜기, 벤더 도형검사(Bender Visual Motor Gestalt Test), 도형 그리기검사 등이 있다.

④ **기억력**

기억력은 언어 습득부터 학습이나 문제해결에 이르기까지 여러 인지 활동에 관여하는 가장 기본적이고 핵심이 되는 인지기능이다. 기억 과정은 정보의 부호화, 저장, 인출의 세 단계로 구분한다. 기억력을 평가하는 대표적인 검사는 작업기억검사, 캘리포니아 언어 학습검사, 레이 시각 기억검사, 웩슬러 기억검사 등이 있다.

⑤ **실행 기능**

실행 기능은 자신의 행동을 조절하고 통제하며 관리하는 능력을 말한다. 실행 기능에는 고차원적인 인지 능력(추상적 사고력, 개념 형성, 추리력, 목표와 계획 수립)과 사회성 능력(충동과 감정 조절, 상황 인식과 판단력, 자신에 대한 통찰력)이 속한다. 실행 기능을 평가하는 주요 검사는 위스콘신 카드 분류검사(Wisconsin Card Sorting Test), 운동 조절 능력 과제 등이 있다.

핵심예제 **031**

두뇌훈련의 신경과학적 근간이 되는 '뇌가소성'의 의미에 대해서 서술하시오.

모범답안

뇌가소성은 뇌의 신경망들이 외부의 자극, 경험, 학습에 의해 구조적 · 기능적으로 변화하고 재조직화되는 것을 의미한다.

심화해설

가소성이란 원래 물리학에서 나온 개념으로 외부에서 어떤 물체에 일정한 힘을 가하면 그 물체의 형태가 변하고 주어진 힘을 제거하더라도 변형된 형태가 그대로 유지되는 것을 말한다. 이와 유사하게 뇌는 지속적인 정보 자극을 통해 미시적으로는 신경세포의 구조를 변화시킬 뿐만 아니라 뇌의 특정 영역의 역할과 기능을 변화시킬 수 있는데 이를 뇌가소성이라 한다. 뇌가소성은 환경과 경험에 반응하여 일어나며 변화된 정보 자극에 주의를 집중할 때 잘 일어난다.

뇌가소성 연구사례

두뇌영상기법의 발달로 뇌의 구조 및 신경 활동을 가시화하는 것이 가능하게 되면서 학습이나 훈련이 사람의 뇌를 변화시킨다는 뇌가소성의 증거들이 축적되고 있다.

사람 뇌에서 경험의 영향으로 뇌의 구조적 변화가 일어난다는 것을 처음으로 밝힌 2004년 독일 레겐스부르크 대학의 아르네 메이(Arne May) 교수 연구팀의 연구를 소개하면 저글링의 경험이 없는, 건강한 성인 참가자 24명을 두 그룹으로 나누어 한 그룹은 3개월간 저글링 연습을 시켜 최소 60초간의 저글링을 할 수 있게 기술을 연마했으며, 다른 한 그룹은 저글링을 하지 않았다. 그리고 기술연마 3개월 전후의 뇌를 촬영한 결과, 저글링을 한 그룹은 저글링을 하지 않는 비교 그룹에 비해 중간 측두 영역에 의미 있는 회색질 팽창이 확인되었다. 그리고 기술을 연마한 그룹이 그 후 3개월간 더 이상 저글링을 연습하지 않았을 때 팽창되었던 회색질이 다시 감소되는 것을 보였다. 이것은 뇌가 훈련에 의해 변화하며, 그 변화는 가역적인 것임을 보여 주는 좋은 사례이다. 즉, 뇌에서 정보를 주고받는 신경세포들의 연결고리인 시냅스는 훈련에 의해 그 연결이 새로 생겨나 강화될 수도, 약화되어 사라질 수도 있다는 것이다.

우리가 무언가를 학습하고 훈련한다는 것은 뇌의 입장에서는 생화학적 · 전기생리학적 변화를 의미하며, 이런 변화가 뇌의 빠른 구조적 변화를 유도한다는 것이 명확해지고 있다. 이러한 연구결과는 학습이나 훈련에 의해 뇌를 변화시키는 것이 가능하다는 것을 시사하고, 이러한 변화는 성인에게서도 일어날 수 있음을 보여 준다.

훈련생들은 뇌가 활동하는 것을 직접 눈으로 볼 수는 없지만 뇌와 몸이 연결되어 끊임없이 정보를 주고받는다는 개념을 이해하는 것은 매우 중요하다. 훈련생들에게 척수의 기능을 소개하여 이와 같은 개념에 대한 이해를 돕고자 한다. 척수의 주요 구조와 기능을 서술하시오.

....

① 척수의 구조
- 척수는 척추 내에 위치하며, 말초신경계의 일부인 척수신경을 통해 신체 각 부위와 연결되어 있다.
- 척추는 위에서부터 목 부분에 있는 경추, 늑골과 부착된 흉추, 허리에 있는 요추, 골반을 이루는 천추로 구분된다.
- 척수의 가로 단면을 보면 척수의 회색질은 나비 모양의 구조로 배각과 복각, 중간 구역으로 나눌 수 있다.
- 회색질을 둘러싸고 있는 백질은 척수를 따라 상하로 뻗어 있는 축삭기둥으로 구성되어 있다.

② 척수의 주요 기능
- 척수에는 여러 개의 신경로(척수로)가 주행하는데 대부분 정보를 뇌로 전달하거나 뇌로부터의 정보를 척수로 전달하는 기능을 한다.
- 척수는 피부, 근육, 관절 등에서 오는 정보를 뇌로 전달하는 통로이며 반대로 뇌에서 이들 구조로 전달하는 통로이기도 하다.
- 척수의 회색질에 있는 뉴런들은 감각정보를 분석하고 협동운동을 하는 데 결정적인 역할을 하며 여러 가지 자율 반사를 조율하는 역할을 한다.

핵심예제 033

최근 들어 인체의 소화기능을 담당하는 '장'을 제2의 뇌라고 부른다. 그 근거를 서술하시오.

장에는 4~6억 개의 뉴런의 복잡한 신경망이 존재하는데 이를 장신경계라고 부른다. 장신경계는 뇌와 연결된 미주신경을 통해 두뇌의 기능에 많은 영향을 준다.

장신경계는 식도, 위, 창자, 이자, 담낭의 내부 등에 존재하는 신경계로 자율신경계에 속한다. 장신경계에는 감각신경, 연합신경, 자율운동뉴런으로 구성된 근육층신경얼기와 점막하신경층이라 불리는 복잡한 두 신경망이 존재한다. 이 신경망들은 구강에서 항문에 이르는 음식물의 운반 및 소화와 관련된 다양한 생리작용을 조절한다.

장신경계의 감각신경들은 장관벽의 장력과 늘어난 정도, 위장의 음식물의 화학적 상태, 혈액의 호르몬 수치 등을 감지하고 연합신경과 운동뉴런은 이런 정보를 이용하여 평활근의 움직임, 소화액과 점액의 분비, 장 혈관의 팽창과 수축 등을 조절한다. 장신경계에는 척수에 있는 모든 뉴런의 개수만큼 많은 뉴런이 존재한다. 또한, 장에는 100조 개의 미생물들이 살고 있으며, 이 미생물들이 장과의 상호작용을 통해 장내 세포에 영양분을 제공하고, 정서나 행동, 면역시스템에 영향을 준다(Collins, Surette, & Bercik, 2012; Fetissov & Dechelotte, 2011). 장 속의 미생물들과 장과의 상호작용은 미주신경을 통해 변연계에 영향을 주기 때문에 장의 상태는 두뇌의 기능에도 많은 영향을 준다. 이러한 체계를 학자들은 '장-뇌 축(Gut-Brain Axis)'이라고 부르기도 한다.

핵심예제 034

두뇌훈련은 기본적으로 '진단 → 처방 → 점검' 사이클을 거쳐 프로그램이 진행된다. 일반적으로 점검 단계에서 이루어지는 직무 내용을 서술하시오.

모범답안

- 진단 단계에서 파악된 두뇌 상태와 훈련 시행 후 두뇌 상태를 점검하여 훈련을 통해 도출된 성과를 파악한다.
- 훈련 과정에 대한 평가를 시행한다.
- 평가결과를 기반으로 다음의 두뇌훈련 사이클을 기획한다.

더 알아보기

진단 단계와 처방 단계의 직무

① **진단 단계에서 이루어지는 직무 내용**
- 피훈련자의 두뇌 상태를 점검한다.
- 두뇌 구조 및 연령별 두뇌 특성에 대한 이해를 바탕으로 행동학적 특성평가, 두뇌 생리신호 측정, 자율신경평가, 심리검사를 활용한다.
- 운동통제, 시공간기능, 주의, 기억, 언어, 집행기능, 정서, 스트레스, 인지, 창의성의 수준을 확인할 수 있다.

② **처방 단계에서 이루어지는 직무 내용**
- 진단 단계에서 확인된 피훈련자의 특성에 따라 알맞은 두뇌훈련 프로그램을 기획하고 시행한다.
- 훈련법의 종류에는 기초두뇌훈련법, 인지기능훈련법, 창의성훈련법 등이 있다.

핵심예제 **035**

PDCA는 기업체에서 지속적인 업무 개선을 위해 활용하는 방법으로 월터 슈하트(Walter A. Shewhart), 에드워즈 데밍(W. Edwards Deming)에 의해 널리 알려졌으며, 특히 데밍 박사가 1950년대 일본의 품질 혁신을 이끌어 내면서 크게 확산되었다. 최근 개인의 두뇌훈련의 체계적인 목표 관리 방법으로 확대되어 활용되고 있는 PDCA 방법에 대해 설명하시오.

PDCA는 계획하고(Plan), 계획한 대로 실행하며(Do), 실행의 결과가 성과가 있었는지 확인하고 (Check), 반성하여 시정한 후 그 결과를 다음 계획에 반영(Action)하는 일련의 과정을 끊임없이 반복 하는 목표관리방법이다.

PDCA는 계획(Plan) → 실행(Do) → 검증(Check) → 개선(Action)의 4단계를 반복하면서 목표를 달성 하고자 하는 목표관리방법이다. 두뇌훈련에 PDCA를 적용하면 다음과 같다.

① 두뇌훈련 계획(Plan)
  • 구체적인 두뇌훈련의 목표를 설정한다.
  • 목표를 달성하기 위한 적합한 두뇌훈련 방법을 결정한다.
  • 두뇌훈련 내용을 구체화하고 평가기준을 수립한다.

② 두뇌훈련 실행(Do)
  • 두뇌훈련을 실행한다.
  • 평가를 위한 자료를 수집한다.

③ 두뇌훈련 평가(Check)
  • 훈련 실행의 결과가 성과가 있었는지 확인한다.
  • 훈련 방법이 목표 달성에 적합한 방법인지 평가한다.

④ 두뇌훈련 개선(Action)
  • 계획에 따라 실행되지 못한 부분을 개선하여 다음 계획에 반영한다.

부교감신경계가 과도하게 활성화되었을 때 이를 완화하기 위하여 일상생활에서 실천할 수 있는 대응 방안을 3가지 이상 기술하시오.

모범답안

① 햇볕을 받으며 산책한다.

② 목욕 시 냉온요법을 시행한다.

③ 몸의 각 부위를 자극하는 운동을 가볍게 지속적으로 해 준다.

심화해설

부교감신경의 활성은 인체를 전반적으로 편안하게 만들어 주어 필수적으로 필요한 것이지만 과도하게 활성화되면 맥박 감소, 혈압 감소, 소화 장애, 부종, 어지러움, 배변 장애(과민 증 대장 증후군 같은 설사) 등의 신체적 증상과 무기력증, 우울증과 같은 심리적 증상이 나타난다.

 알아보기

부교감신경계

① **부교감신경계의 분포**: 내장에 분포하는 부교감신경은 대부분 뇌신경에 속하는 미주신경으로부터 나온다.

② **부교감신경계의 생리적 기능**

- 소화, 성장, 면역 반응, 에너지 저장 등을 촉진하며 장기간 평온한 상태를 유지하는 데 관여한다.
- 부교감신경은 소위 이완 상태일 때 많이 활성화되어 심신을 편안하게 쉬게 하고 체내 신진대사를 촉진시킨다. 즉, 정적이며 에너지 생성을 억제하는(휴식과 소화) 방향으로 진행된다. 예를 들면 심장 박동수 감소, 글리코겐의 합성 증가, 소화 작용이 증진된다.
- 대부분의 경우 교감신경계와 부교감신경계의 활성 수준은 서로 상대적이어서 한쪽이 높아지면 다른 한쪽은 낮아지는 길항작용을 한다.

교육근운동(Educational Kinesiology)은 학습을 촉진시키기 위해서 인간 신체의 동작 혹은 운동에 대해 연구하는 학문 분야로, 특정한 동작을 통해 두뇌를 활성화시키는 브레인짐(Brain Gym)이 대표적이다. 브레인짐에서 뇌와 신체의 좌우 부분의 통합을 촉진하기 위해 제시한 대표적인 교차 운동 3가지를 쓰시오.

모범답안

① 좌우 동형의 그림 그리기
② 천천히 무한대 모양 그리기
③ 반대쪽의 팔 다리를 함께 움직이기

심화해설

① 좌우 동형의 그림 그리기(더블 두들, Double Doodle)
- 큰 종이 위에 연필이나 다른 필기도구를 가지고 그림을 그린다. 이때 양손을 동시에 사용하되 한 손으로 먼저 그리기 시작한 다음 다른 한 손이 그것과 좌우 대칭이 되는 그림을 따라 그린다.
- 어느 한쪽 그리기가 끊기지 않게 부드럽게 이어지는 것이 중요하다. 처음에는 원이나 사각형, 삼각형 같이 크고 간단한 모양을 그리는 것으로 시작해서 익숙해지면 점차 창의적이고 재미있는 보다 복잡한 모양을 그린다.

② 천천히 무한대 모양 그리기(레이지 8S, Lasy 8S)
- 한 쪽 팔을 쭉 뻗은 상태에서 엄지손가락이 위쪽을 향하도록 똑바로 세우고, 천천히 부드럽게 8자를 눕힌 무한대 모양을 커다랗게 그려 나간다.
- 눈은 움직이는 엄지손가락 끝을 바라보며, 목을 편안하게 하면서 고개를 들어 머리가 자연스럽게 ∞ 모양을 따라 움직이도록 한다.

③ 반대쪽의 팔 다리를 함께 움직이기(크로스 크롤, Cross Crawl)
- 서로 반대쪽의 팔과 다리를 들어 올리면서 제자리에서 엇갈리게 걷는다.
- 팔꿈치로 반대쪽 무릎을 치거나 손을 뒤로 뻗어서 반대쪽 발꿈치를 치는 동작 등 자유자재로 변형할 수 있다.

핵심예제 038

초등학교 학생들을 대상으로 몸과 두뇌 사이의 신경조직 연결을 강화시켜 줌으로써 두뇌 기능을 활성화시키는 브레인짐을 지도하고자 한다. 신체의 특정 지점을 자극하여 뇌 기능을 활성화시키는 운동 3가지를 쓰시오.

① 브레인 버튼 누르기
② 귀의 말린 부분 펴기
③ 하품하면서 턱관절 누르기

심화해설

① 브레인 버튼 누르기(브레인 버튼, Brain Button)
- 한 손은 배꼽에 대고 다른 손은 가슴에 댄다. 이때, 가슴에 대고 있는 손의 엄지와 검지는 경동맥이 두 개로 갈라지는 바로 윗부분, 즉 쇄골 바로 아래 첫 번째 갈비뼈와 두 번째 갈비뼈 사이에 움푹 들어간 부분에 댄다. 손가락 끝에 움푹 패인 부분에 쏙 들어가도록 정확한 위치에 대야 한다.
- 고개를 천천히 좌우로 수평 운동을 하면서 가슴에 댄 손가락으로 패인 부분을 30초~1분간 강하게 문지른다.

② 귀의 말린 부분 펴기(씽킹 캡, The Thinking Cap)
- 온 몸의 긴장을 푼 다음, 양쪽 팔을 들어 올려 몸과 직각이 되게 한다. 양손의 엄지와 검지로 양쪽 귀의 가장자리에 있는 말린 부분을 윗 부분부터 아래 부분까지 차례로 편다. 이 동작을 3회 이상 반복한다.

③ 하품하면서 턱관절 누르기(에너지 욘, Energy Yawn)
- 관자놀이에서 아래로 내려가다 보면 턱 위쪽 뼈와 아래쪽 뼈가 맞물리면서 움푹 들어간 곳이 있는데 이 부위의 근육을 마사지한다.
- 하품을 하듯이 입을 크게 벌리고 양손가락 끝으로 이 부위를 가볍게 눌러준다. 진짜 하품을 하는 것처럼 소리를 내면서 깊고 이완된 호흡을 한다. 이 동작을 3회 이상 반복한다.

핵심예제 039

스트레칭은 스트레스나 두려움, 과로 등으로 뭉치게 되는 머리와 몸 뒤쪽에 있는 힘줄의 긴장을 풀어 주고 몸의 균형을 회복시켜 주며, 학습과 수행에 대한 집중력을 높이기 위해 신체를 늘려 주는 활동이다. 브레인짐 스트레칭 동작 중에서 아울(The owl) 동작 방법에 대해 서술하시오.

모범답안

이 동작은 머리를 180도 회전하여 거의 주변을 다 볼 수 있으며, 전파 탐지기와 같은 청각 기능을 가진 올빼미의 움직임을 활용한 동작이다.

- 왼손으로 오른쪽 목에서 이어진 어깨 근육의 상단을 잡고 꽉 쥐면서 숨을 깊이 들이마신다. 고개를 오른쪽 어깨 뒤로 부드럽게 돌리면서 숨을 내쉰 후에 고개를 원상태, 즉 정면으로 돌리면서 숨을 들이마신다.
- 반대로 고개를 왼쪽 어깨 뒤로 돌리면서 숨을 내쉰 후에 고개를 정면으로 돌리면서 숨을 들이마신다.
- 고개를 앞으로 숙인 후 턱을 가슴 쪽으로 내리면서 숨을 내쉰 후에 고개를 들면서 다시 숨을 들이마신다. 어깨와 목의 긴장이 풀리도록 이 동작을 호흡과 함께 3회 이상 반복한다. 손을 바꿔서도 이 과정을 되풀이한다.

심화해설

이 동작은 긴장된 어깨와 목의 근육을 풀어 주어 고개가 유연하게 돌아가도록 해 주며, 두뇌의 혈액 순환을 촉진하여 주의집중, 기억, 사고, 말하기와 듣기 이해력을 향상시켜 주는 효과가 있다.

 더 알아보기.

브레인짐 스트레칭 동작

① **팔을 쭉 뻗기(아암 액티베이션, Arm Activation)**
❶ 오른팔을 위로 쭉 뻗은 후 왼팔을 몸과 직각으로 들어 올려 왼손으로 오른팔의 상박부 근육을 잡는다. 오른팔을 앞쪽으로 향해 밀고 왼손을 약 8초 동안 누르면서 입을 통해 천천히 부드럽게 숨을 내쉰 후, 힘을 빼면서 다시 숨을 들이마신다.
❷ 왼팔을 들어 올려 머리 뒤로 돌린 다음 왼손으로 오른팔의 뒤쪽 상박부 근육을 잡는다. 이 상태에서 오른팔을 뒤로 밀어 왼손으로 지탱한다. 팔을 바꾸어 이 동작을 되풀이한다.

② **숨을 깊게 들이마시고 내쉬기**
❶ 양손을 배 위에 올려 놓고, 허파 속에 공기가 완전히 비워지는 느낌으로 숨을 내쉰다. 이때 공기 중에 떠 있는 깃털이 떨어지지 않도록 부는 것처럼 입을 이용해 짧게 훅하고 숨을 내쉰다.
❷ 손 밑에 있는 배가 풍선처럼 부풀어지도록 숨을 깊게 들이마신다. 그런 다음 다시 공기가 완전히 빠져나갈 때까지 천천히 숨을 내쉰다. 이처럼 자연스럽게 리듬을 타면서 숨을 깊게 들이마시고 내쉬는 것을 3회 이상 반복한다.

※ 이 외에도 브레인짐 스트레칭 동작으로 장딴지 근육늘리기, 상체를 쭉 늘어뜨리기, 엉덩이 근육이완하기, 발목 구부렸다 펴기, 흔들의자처럼 흔들기, 목돌리기, 척추를 구부렸다 펴기 등의 동작들이 있다.

핵심예제 040

'뇌체조'는 두뇌 상태를 최적화하기 위해 근육의 긴장을 없애고 인체의 순환 기능을 촉진하여 뇌에 산소와 영양분이 충분하게 공급될 수 있도록 고안된 동작들이다. 뇌체조의 3요소를 쓰시오.

동작, 호흡, 의식

뇌체조는 동작, 호흡, 의식의 3요소로 구성된다. 신체 근육의 이완을 가져오는 동작, 자연스러운 호흡 조절, 의식 집중이 결합되어 뇌와 몸의 연결을 원활히 하고 균형을 바로 잡는 훈련법이 이에 해당된다. 동작, 호흡, 의식의 뇌체조의 3요소에서 보듯이, 근육과 관절을 이완하고 기혈순환을 촉진하기 위해 몸과 마음의 상호작용을 중시하는 것이 일반적인 스트레칭이나 브레인짐과의 차이점이다. 같은 동작이라도 자극이 오는 해당 부위에 의식을 얼마나 집중하느냐에 따라 인체의 반응이 달라진다고 본다.

더 알아보기

뇌체조

뇌체조는 두뇌 상태를 최적화하기 위해 근육의 긴장을 없애고 인체의 순환 기능을 촉진하여 뇌에 산소와 영양분이 충분하게 공급될 수 있도록 고안된 동작들이다. 몸 전체의 근육을 골고루 사용하게 되면 그 부분과 연결된 뇌의 영역도 활성화될 뿐만 아니라 근육의 움직임에 의해서 림프의 순환이 촉진되어 몸 안의 독소 물질들이 제거되고 면역 기능이 증진된다. 뇌체조의 기본적인 동작 패턴에는 흔들기, 두드리기, 늘이기, 돌리기, 비틀기, 용쓰기 6가지가 있다.

동작패턴	설명
흔들기	몸 전체를 가볍게 움직여 주는 동작으로 인체의 순환 기능을 촉진한다.
두드리기	몸 전체를 가볍게 두드려 주는 동작으로 피부의 감각을 활성화하여 인체의 순환 기능을 촉진한다.
늘이기	팔과 다리, 척추, 목 등을 최대한 힘을 주어 늘려 주는 동작이다. 몸을 늘려 주면 근육, 뼈, 혈관 등이 자극을 받아 몸의 순환 기능이 원활해진다.
돌리기	관절을 유연하게하기 위한 동작이다. 관절이 유연해지면 몸의 순환 기능이 원활해지는 효과가 있다.
비틀기	수건을 비틀어 물을 짜내는 것처럼 몸을 비트는 동작으로 굳어 있는 근육을 풀어 유연하게 한다.
용쓰기	순간적으로 힘을 폭발시켜 근육의 힘을 최대한 쓰는 동작이다. 호흡을 잠시 멈추고 아랫배에 집중하여 모든 힘을 내뿜는다는 생각으로 손끝과 발끝에 힘을 준다.

핵심예제 **041**

이완작용을 촉진하는 호흡법으로 활용되고 있는 복식호흡 방법에 대해 서술하시오.

모범답안

복식호흡은 횡격막의 강력한 수축에 의한 호흡으로, 호흡 방법은 숨을 들이쉴 때 배가 나오고 숨을 내쉴 때 배가 들어가도록 한다. 이때 호흡에 집중하여 고르게 호흡한다.

심화해설

호흡은 뇌간의 호흡조절중추에 의해 자동적으로 조절되는데, 호흡조절중추와 횡격막, 호흡과 관련된 근육이 연결되어 호흡의 속도·깊이 등을 조절한다. 복식호흡은 횡격막을 움직이면서 하는 호흡으로, 한 호흡에 더 많은 공기의 교환이 가능하며, 혈액과 림프액의 흐름에도 영향을 미쳐 혈액순환과 면역력 강화에도 도움이 될 수 있다. 뿐만 아니라 횡격막의 상하 운동으로 불수의근인 내장까지 운동을 하게 되어 내장마사지 효과까지 얻을 수 있다.

 알아보기

복식호흡 훈련하기
❶ 평평한 바닥에 편안하게 눕는다.
❷ 두 다리와 두 팔을 쭉 뻗은 채 약간 벌려 몸에서 떨어지게 한 후 손바닥을 위로 한 채 손가락은 자연스럽게 펴고 눈을 감는다.
❸ 호흡에 주의를 기울인 후, 두 손이나 가벼운 책 한 권을 아랫배에 부드럽게 올려 놓은 다음, 다시 호흡에 주의를 모은다. 숨을 들이쉴 때 아랫배가 올라가고 내쉴 때 아랫배가 내려가는 지를 살펴본다.
❹ 코를 통해 호흡한다.
❺ 복식호흡이 어렵다고 느껴지면 숨을 내쉴 때 아랫배를 손으로 살짝 눌러 주고 숨을 들이킬 때는 눌렀던 손을 살짝 풀어 준다.

핵심예제 042

이완훈련은 기본적으로 긴장할 때의 감각과 이완할 때의 감각을 변별하는 능력을 발달시킴으로써 자신의 의도에 따라 이완하는 기술을 훈련하는 것이다. 점진적 이완법의 원리와 훈련 방법을 기술 하시오.

모범답안

점진적 이완법은 스트레스 반응을 감소시키는 방법으로 근육의 긴장을 이완시킴으로써 교감신경의 활동을 감소시키는 이완기술이다. 모든 종류의 심리적 긴장과 신체적 긴장은 상호 영향을 미친다는 것에 근거를 두고, 주요 신체 부위 근육을 의도적으로 그리고 점진적으로 수축시켰다가 서서히 풀어 주는 동작을 반복하는 과정에서 심리적 긴장이 해소된다는 원리를 기초로 한다.

훈련 방법은 먼저 근육을 수축시킨 다음 다시 원상태로 풀어 주는 방식으로 진행된다. 지시에 따라 자세를 취하고 몇 초 혹은 몇 분간 그 자세를 유지했다가 다시 천천히 원상태로 돌아온다. 근육을 긴장시킬 때는 들이마시는 호흡을 하고, 이완시킬 때는 내쉬는 호흡을 한다. 하나의 근육군에서 시작하여 그 근육 집단이 이완되면 다른 근육군을 추가하는 방식으로 몸 전체가 이완될 때까지 계속한다. 먼저 신체 말단에 있는 근육에서부터 시작해서 중앙에 위치한 근육으로 옮겨간다.

심화해설

점진적 이완법은 근육을 잔뜩 긴장시킨 상태에서 그 근육에서 어떤 긴장이 느껴지는가를 분명하게 자각하고 그것에 주의를 집중하는 기회를 가짐으로써 긴장이 없는 상태인 이완상태를 잘 이해할 수 있게 한다. 점진적 이완법은 의지로 통제할 수 있는 골격근의 이완에 초점이 맞추어져 있지만 자율적으로 움직이는 불수의근인 내장 근육도 함께 이완이 이루어지며 마음의 긴장도 함께 이완되는 효과가 있다.

핵심예제 **043**

자율훈련법(Autogenes Training)은 자신의 몸이 이완되어 묵직해지고 따뜻해지는 심상을 통해 심신을 이완하는 방법이다. 슐츠(Johannes H. Schultz)가 개발한 자율훈련법의 6가지 표준 단계를 쓰시오.

모범답안

① 훈련 1: 팔과 다리가 무거워지는 감각에 집중한다.

② 훈련 2: 팔과 다리가 따뜻해지고 무거워지는 감각에 집중한다.

③ 훈련 3: 심장 부분이 따뜻해지고 무거워지는 감각에 집중한다.

④ 훈련 4: 호흡에 집중한다.

⑤ 훈련 5: 복부가 따뜻해지는 감각에 집중한다.

⑥ 훈련 6: 이마가 시원해지는 감각에 집중한다.

심화해설

자율훈련법(아우토겐 트레이닝, Autogenic Training)에서 Autogenic이란 '스스로'라는 뜻의 그리스어 autos와 '생성하는'이라는 뜻의 그리스어 genos가 합성된 단어이다. 즉, 자율훈련법(Autogenic Training)은 '각자 스스로의 마음의 힘으로 자신을 이완하는 것을 배우는 방법'이다. 이완요법 중 대표적인 방법으로 1926년 독일의 정신과 의학 박사인 슐츠에 의해 발표되었다.

더 알아보기

자율훈련법

① **자율훈련법의 효과**

자율훈련법은 근육 긴장과 일반적인 불안감, 초조, 피로를 감소시키는 데 효과적이다. 통증에 대한 반응을 수정하고 스트레스에 대한 저항력이 증가하며 수면장애를 감소시키거나 없애는 데에도 활용할 수 있다.

② **자율훈련을 사용하여 이완을 촉진하는 방법**

❶ 외부 자극을 최소화한다.

❷ 방해받지 않을 조용한 공간에서 한다.

❸ 방 안의 온도는 적당하게 따뜻하고 편안한 수준을 유지한다.

❹ 불빛을 낮춘다.

❺ 헐렁한 옷을 입는다.

❻ 다음 세 가지 자세 중 한 가지를 선택한다.

• 머리와 등, 팔다리를 지지해 주고 가능한 편안히 앉을 수 있는 안락의자에 앉는다.

• 의자 위에 앉을 때 팔은 허벅지 위에 놓고, 손은 무릎 사이에 늘어뜨린 채 자세는 약간 앞으로 당겨 앉는다.

• 베개로 머리를 받힌 채 누워서 두 다리는 약 20~30cm 가량 벌리고 발가락은 약간 바깥쪽을 향하게 한다. 팔은 몸에 대지 말고 편안히 양 옆에 둔 채 눕는다.

❼ 자세가 긴장되어 있지는 않는지 자신의 몸을 살펴보고 최대한 편안한 자세를 유지한다.

❽ 눈을 감거나 바로 앞의 한 지점에 초점을 맞춘다.

❾ 자율훈련법을 본격적으로 시작하기 전에 심호흡을 몇 번 반복한다.

핵심예제 **044**

체계적 둔감법은 특정 자극에 대한 부적응적인 조건반응을 점진적으로 소거시키고 적응적인 조건 반응으로 교체하는 행동수정 훈련법이다. 체계적 둔감법의 훈련 방법을 기술하시오.

모범답안

① 근육 이완훈련하기

근육 이완 상태에서는 불안이 일어나지 않는다는 원리를 이용하여 훈련자가 근육의 긴장을 이완하고 편안함을 느낄 수 있도록 훈련시킨다.

② 불안 위계 목록작성하기

불안이나 공포를 일으키는 유발 상황에 대한 위계 목록을 작성한다.

③ 불안 위계 목록에 따른 둔감화하기

훈련자는 이완 상태에서 불안을 유발하는 상황을 상상하면서 긴장을 이완하는 훈련을 반복한다. 이때 불안과 공포를 느끼는 상황을 상상하는 순서는 불안 수위가 낮은 상황에서부터 시작하여 불안 수위가 높은 상황으로 옮겨가도록 한다. 만약 훈련자가 불안을 느끼는 경우에는 상상을 중지하고 이완훈련을 한다. 이 과정을 체계적으로 반복하면서 불안이 완전히 소거되면 종료한다.

심화해설

체계적 둔감법은 파블로프의 고전적 조건화에 의해 학습된 불안이나 공포를 반대 방향으로 다시 조건화시키는 것으로 역조건화 과정에 의해 진행된다. 역조건화는 조건화된 자극, 예를 들면 뱀에 대해 조건화된 반응인 불안과 양립할 수 없는 반응인 이완을 하도록 함으로써 조건화된 반응인 불안의 정도를 감소키는 것이다. 이 역조건화에 근거해 울프(Wolpe)는 불안을 일으키는 자극을 불안 정도가 낮은 것부터 순서적으로 제시하면서 이완 반응과 체계적으로 연합시키면 불안이 감소 또는 제지될 수 있음을 발견하였다. 이러한 상호제지를 체계적 둔감법이라고 한다.

핵심예제 **045**

이완 반응은 소리나 단어 또는 만트라나 기도문과 같은 언어적 방법을 통해 잡념과 공상의 고리를 끊음으로써 마음에 휴식을 가져오게 하는 명상 방법이다. 이완 반응 명상의 일반적인 방법을 기술하시오.

모범답안

① 자신에게 의미 있는 단어나 문장을 선택한다.

② 편안한 자세를 취한다.

③ 눈을 감는다.

④ 근육을 이완시킨다.

⑤ 호흡에 집중하며 선택한 단어를 반복하여 읊조린다.

⑥ 수동적인 자세를 잃지 않는다.

⑦ 한 번 할 때 20분 정도, 하루에 두 번 정도 실천한다.

심화해설

① 자신에게 의미 있는 단어나 문장을 선택한다.

자신의 신념 체계와 잘 부합되는 단어나 구절을 선택하는 것이 좋다. 예를 들면 불교 신자라면 "관세음보살", 가톨릭 신자라면 "은총이 가득하신 마리아님", 개신교 신자라면 "예수사랑"과 같은 특정 구절을 선택할 수 있다. 종교가 없는 사람은 "하나", "사랑", "평화"와 같은 단어를 선택하거나 "옴"과 같은 전통적인 만트라를 선택할 수 있다.

② 편안한 자세를 취한다.

가부좌나 반가부좌 자세를 무리하게 취할 필요는 없고 생각을 방해하지 않을 정도로 편안한 자세를 취한다. 방석 위에 앉아서 할 수도 있고, 의자에 걸터앉아서 할 수도 있지만 어떤 자세든 등을 수직으로 똑바로 세우고 하는 것이 좋다.

③ 눈을 감는다.

자연스럽게 눈을 감는다. 눈을 감는 것은 외부의 시각적 자극에 방해를 받지 않기 위해서인데, 눈을 감으면 마음의 안정이 쉽게 이루어진다.

④ 근육을 이완시킨다.

온몸에 있는 근육의 긴장을 이완한다. 어깨를 부드럽게 좌우로 돌리거나, 상하로 오르내리면서 힘을 뺀다. 두 팔을 들어 올렸다가 아래로 힘없이 떨어뜨리는 동작을 몇 번 반복한 뒤 자연스럽게 무릎 위에 손을 올려놓는다.

⑤ 호흡에 집중하며 선택한 단어를 반복하여 읊조린다.

천천히, 그리고 자연스럽게 호흡한다. 숨을 내쉴 때마다 앞에서 선택한 단어나 구절을 반복하여 읊조린다. 단어나 구절을 선택할 때는 숨을 한 번 내뱉는 동안 읊조릴 수 있을 정도의 길이로 정하는 것이 좋다.

⑥ 수동적인 자세를 잃지 않는다.

고요히 앉아서 단어를 읊조릴 때 잡념이 일어날 수도 있다. 잡념이 일어나면 "잡념이 일어나도 괜찮아."라고 스스로에게 말하고 선택한 단어를 읊조리는 것으로 되돌아오면 된다. 다시 말해 잡념을 없애려고 적극적으로 애쓰는 태도를 취하지 말고, 부드럽게 읊조림으로 되돌아오는 수동적 태도를 취해야 한다.

⑦ 한 번 할 때 20분 정도, 하루에 두 번 정도 실천한다.

이완 반응 명상은 한 번 할 때 20분 정도로 하고 보통 아침 식사 전 새벽이나 잠자기 전 밤에 하는 것이 좋다. 식사 직후에는 하지 않는 것이 좋으며, 식후 2시간 정도가 지난 후에 하는 것이 좋다.

핵심예제 **046**

마음챙김명상의 대표적인 방법인 바디 스캔(body scan)의 훈련 방법에 대해 서술하시오.

모범답안

바디 스캔(몸 살피기, body scan) 훈련은 몸의 구석구석 작은 부분까지 샅샅이 살펴보는 명상으로 기본적인 훈련 방법은 다음과 같다.

❶ 눈을 감은 채 등을 바닥에 대고 가만히 눕거나 의자에 편안하게 앉는다. 이어서 왼쪽 발의 발가락부터 시작해서 서서히 상체 쪽으로 주의의 대상을 옮겨 가면서 차례차례로 신체의 여러 부위들에서 느껴지는 감각을 살핀다.

❷ 왼쪽 다리에 대한 감각 살피기가 끝나면 오른쪽 다리로 옮기고, 이어서 몸통, 팔, 어깨, 목, 얼굴, 머리 쪽으로 서서히 대상을 옮겨 가면서 신체 각 부위의 감각을 살펴보도록 한다.

❸ 각각의 신체 부위에서 느껴지는 신체 감각에 대해 어떤 변화도 시도하려고 하지 말고 열린 마음과 호기심을 가진 채 지금 이 순간 나타나는 신체 감각을 나타나는 대로 살펴본다.

❹ 몸을 살피는 동안 주의가 다른 곳으로 가게 되면 이를 알아차리고 다시 지금 관찰하는 대상으로 돌아온다.

❺ 신체 부위를 전부 살펴보았다면 몇 분 동안 몸 전체를 하나로 인식하면서 숨을 불어넣는 것으로 훈련을 마무리 한다.

바디 스캔 훈련은 공식적인 마음챙김명상 수련의 첫 번째 훈련으로 회당 30분, 가능하면 45분 정도는 완전히 집중해야 하는 명상이다. 다른 마음챙김명상 프로그램과 마찬가지로, 아무 판단 없이 현재의 경험에 주의를 기울이는 것이 가장 중요하다. 구체적인 훈련 방법은 다음과 같다.

❶ 다리를 약간 벌리고 눕는다. 원한다면 무릎을 세워도 좋다. 눈을 감는다. 눈을 뜨는 쪽이 더 편하다면 언제든지 떠도 된다. 매트나 침대에 닿은 신체 부위의 감각에 주의를 기울이면서 몸의 무게를 느껴본다.

❷ 준비되면 왼쪽 발가락으로 초점을 옮긴다. 발가락을 하나씩 자세히 관찰한다. 닿아 있는 다른 발가락, 따뜻함이나 서늘함, 따끔거림과 같은 모든 감각을 의식한다. 이제 왼쪽 발의 다른 부위에 주의를 기울여본다. 발바닥, 발볼, 뒤꿈치, 발등, 발 측면, 발목 순서로 관찰한다.

❸ 이제 왼쪽 정강이와 종아리, 무릎, 허벅지에 주의를 기울인다. 하나씩 자세히 살펴보는 시간을 30초 정도 가진다. 종아리와 허벅지는 모든 방향을 전부 살펴본다.

❹ 빠짐없이 살펴보았다면 왼쪽 다리에서 오른쪽 다리로 초점을 옮긴다. 지금까지 했던 대로 발가락을 하나씩 살펴본 다음, 발바닥, 발볼, 뒤꿈치, 발등, 발 측면, 발목으로 넘어간다. 전부 관찰했다면 오른쪽 종아리, 무릎, 허벅지로 올라간다.

❺ 같은 방법으로 사타구니, 생식기, 엉덩이를 포함한 골반 근처를 관찰한다. 전부 관찰했다면 다음은 상체 쪽으로 이동한다. 아랫배와 등 아래쪽을 살펴본다. 호흡에 따른 배의 움직임에 주의를 기울인다.

❻ 가슴과 등 위쪽에 초점을 맞춘다. 호흡하면서 오르내리는 갈비뼈의 움직임에 주목한다. 심장 박동을 느낄 수 있다면 가만히 귀를 기울여본다. 수축과 팽창을 반복하는 폐에 집중한다.

❼ 왼쪽 팔로 주의를 돌려서, 발가락과 같은 방법으로 손가락을 관찰한다. 손바닥, 손목, 손등, 손날을 살펴본다. 왼쪽 팔을 타고 올라가면서 하박, 팔꿈치, 상박, 어깨를 주시한다. 같은 방식으로 오른쪽 손가락, 손, 팔, 어깨를 둘러본다.

❽ 목과 목구멍에 주의를 기울인다. 30초 정도 살펴본 다음, 턱과 입으로 향한다. 입술이 서로 닿으면서 느껴지는 부드러움과 끈적임을 관찰한다. 축축한 감각을 관찰하면서 입술의 경계를 찾는다. 혀가 이와 입천장에 닿는 느낌을 느껴본다.

❾ 눈과 눈꺼풀을 인식한다. 눈을 깜박이는 행동을 의식하고 양쪽 눈에서 느껴지는 감각의 차이를 알아차린다. 코에 주의를 기울이면서 들숨과 날숨을 느껴본다. 턱 근육에 주의를 기울인다. 코와 귀에서 느껴지는 따듯하거나 차가운 감각을 알아차린다.

❿ 귀, 볼, 관자놀이, 이마, 뒤통수, 정수리, 피부에 닿는 머리카락을 차례대로 살펴본다.

⓫ 같은 방식으로 모든 신체 부위를 관찰한다. 전부 살펴보았다면 몇 분 동안 몸 전체를 하나로 인식하면서 숨을 불어넣는 것으로 수행을 마무리한다. 숨으로 생명을 불어넣는다고 생각하면서 반복되는 들숨과 날숨을 느껴본다. 천천히 명상에서 빠져나온다. 고요하고 평화로운 상태에서 완전한 한 사람으로서의 자신을 느껴본다.

핵심예제 Q47

지감(止感)명상에서 집중 상태에 쉽게 이를 수 있도록 집중 대상으로 활용하는 것은 무엇인지 서술하시오.

지감명상에서는 집중 상태에 쉽게 이를 수 있도록 신체 감각 중 뇌에서 차지하는 비중이 큰 손의 감각에 집중한다.

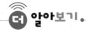 더 알아보기.

지감명상 훈련 방법

❶ 의자에 앉거나 편안하게 반가부좌 자세를 취한다. 허리와 척추가 곧게 펴지면 몸 전체를 더 쉽게 이완할 수 있다.

❷ 양손을 손바닥이 위로 향하도록 무릎 위에 가만히 놓고 눈을 감는다. 몸과 마음을 편안하게 이완하고, 특히 목과 어깨의 힘을 뺀다.

❸ 두 손을 천천히 들어서 가슴 앞에 모으고 손바닥을 마주 대 본다. 손에서 느껴지는 미묘한 감각에 집중한다. 처음에는 체온이 느껴지지만 계속 집중하고 있으면 열감과 함께 손바닥에서 맥박이 뛰는 것이 느껴진다.

❹ 양손의 간격을 5~10cm 가량 벌리고 손에 집중한다. 어깨, 팔, 손목, 손에 힘을 빼서 양손이 마치 허공에 떠있는 것처럼 느껴지게 한다.

❺ 양손 사이를 조금씩 벌렸다 좁혔다 하면서 양손 사이에서 느껴지는 느낌에 집중한다. 열감이나 약하게 저릿저릿하는 전류 같은 느낌일 수도 있고 자석같이 양 손바닥 사이를 끌어당기거나 서로 밀어내는 것 같은 느낌일 수도 있다.

❻ 양손 사이에서 느낌이 잘 느껴지지 않을 때는 긴장을 하고 있거나 다른 생각에 빠져 있지는 않은지 자기 자신을 돌아본다. 따듯한 열감, 저릿저릿한 전류감 혹은 자력감과 같은 에너지 감각은 몸이 완전히 이완되고 의식이 손에 집중될 때 잘 느낄 수 있다. 처음에는 이러한 느낌이 아주 미세하더라도 계속 집중하고 반복하면 점점 분명하게 느끼게 된다. 아주 작은 느낌이라도 인정하고 집중하여 키워 나가는 것이 중요하다.

❼ 두 손 사이의 공간에서 그 느낌이 확실해지면 양 손바닥 사이를 점점 더 넓게 벌렸다 좁혔다 해 본다.

❽ 천천히 숨을 들이마시고 내쉰 후 눈을 뜬다. 양손을 뜨겁게 비벼 눈과 얼굴, 목과 가슴을 쓸어 준다.

핵심예제 048

기억을 촉진하기 위한 방법으로 청킹(chunking)에 대해 설명하시오.

모범답안

청킹은 기억 대상이 되는 자극이나 정보를 서로 의미 있게 연결시키거나 묶는 인지 과정을 말한다.

심화해설

인간의 뇌는 기억 대상이 되는 자극이나 정보를 서로 의미 있게 단어와 문장, 단락으로 연결하거나 묶는 인지 과정을 거쳐 기억하도록 한다. 이렇게 의미 있는 체계로 묶음 처리를 하는 과정이 청킹이다. 청킹은 단기간에 기억의 용량을 확대시키는 효과가 있다. 인간의 뇌는 순간적으로는 저장이 가능하지만 몇 초가 지나면 기억하기 힘들다. 그러나 의미 덩이인 청킹 단위로 저장하면 좀 더 쉽게 기억할 수 있다. 1956년 밀러(Miller)의 연구 '마법의 숫자 7±2: 인간의 정보처리능력의 한계'에서는 인간의 단기기억 용량으로 7±2개가 제시되었다. 이러한 용량 제한에 따라 인간의 뇌가 단기기억을 효율적으로 사용하기 위해서는 정보를 5~9개의 의미 덩이, 즉 청크(chuck)로 만들면 기억하기가 용이하다. 예를 들면, 전화번호부를 보거나 외울 때 20301234565 대신 2030-1234-565와 같이 끊어서 읽어 주면 기억하는 데 훨씬 효율적이다.

알아보기

기억을 촉진하는 방법

기억을 하는 것은 뇌의 구조를 물리적으로 변화시키는 것이다. 뉴런들이 시간에 걸쳐서 계속해서 함께 발화되면 신경 경로가 강화된다. 즉, 함께 발화되는 것은 함께 연결된다.

장기기억을 저장하기 위해서는 정보의 획득, 인출, 보존의 세 가지 과정이 자연스럽게 진행되어야 한다. 획득은 정보가 기억 속에 부호화되고 장기적으로 사용하기 위해 강화되는 것이고, 인출은 학습된 것에 효과적으로 접근하고 사용하는 능력이며, 보존은 지식과 기술을 시간이 지나도 유지하는 것이다.

정보를 장기기억으로 저장하여 학습이 이루어지도록 하기 위해서는 받아들인 정보를 더욱 강화하고, 오래 유지하면서 기존의 기억 정보와 통합시킬 수 있는 전략이 필요하다. 다음은 대표적으로 활용되는 기억을 촉진할 수 있는 방법이다.

- **기계적 시연**: 주어진 정보, 기술, 행동 등을 의식적으로 반복한다.
- **정교화 시연**: 정보에 의미를 부여하고 연관성을 찾는다. 좌뇌와 우뇌를 모두 활성화하여 다양한 기억 경로를 활용한다.
- **조직화**: 기억하려는 정보들을 일관성이 있는 범주로 묶는다. 대표적인 방법이 청킹이다.
- **시각화**: 이미지를 기반으로 정보를 시각화하는 방법이다. 학습자에게 시각적 관점을 제공하고 좌우뇌를 동시에 사용하게 한다.
- **정서활용**: 대상자의 정서를 고려하고 훈련 및 교육 활동에 정서를 통합한다. 정서는 자체로도 중요할 뿐만 아니라 정서활용을 통해 주의, 의미 그리고 기억을 유도함으로써 정보처리과정을 촉진할 수 있다.
- **장소법**: 일련의 항목을 친숙한 경로와 연결한다.
- **약문법**: 문장을 임의로 만들어서 각 단어를 보고 암기 내용을 떠올리게 한다.
- **약어법**: 어떤 주제나 개념을 한 단어 또는 한 구절로 만들어 암기한다.

핵심예제 0**49**

상위인지(metacognition)의 의미에 대해 서술하시오.

모범답안

상위인지는 인지 현상에 대한 지식과 인지를 의미하며 자신의 인지 과정에 대해 한 차원 높은 시각에서 관찰하고 발견하며, 통제하는 정신작용이라 할 수 있다.

심화해설

상위인지는 구체적으로 학습을 계획하는 것, 문제를 해결하기 위해 적합한 방략이나 기술을 사용하는 것, 자신의 수행을 평가하는 것, 그리고 학습의 정도를 조절하는 것 등이 포함되는 고차적 정신 과정이다.

더 알아보기

인지와 상위인지 구분

학자	인지	상위인지
Flavell(1979)	인지적 과정을 위한 지적 활동	인지적 활동에 대한 인식과 점검
Garofalo& Lester(1985)	단순한 행위	• 무엇을 할 것인가에 대한 선택, 계획 • 무엇이 행해지고 있는가에 대한 점검
Brown(1987)	지식의 단순한 이해	• 지식의 적절한 활용 • 자신의 지식 상태에 대한 자문

핵심예제 050

창의적 사고 기법으로 확산적 사고를 촉진하기 위한 기법 3가지를 쓰시오.

모범답안

① 브레인스토밍
② 브레인라이팅
③ 마인드맵
④ 스캠퍼

심화해설

① 브레인스토밍(Brainstorming)

특정한 주제에 대해 뇌에서 폭풍이 휘몰아치듯이 생각나는 아이디어를 짧은 시간에 많이 내놓는 것으로, 브레인스토밍의 목적은 모든 권위나 고정관념을 배제하고 수용적이면서 온화한 분위기 속에서 가능한 한 많은 아이디어를 말하도록 하여 그 중에서 좋은 아이디어를 찾아내는 것이다.

② 브레인라이팅(Brainwriting)

브레인스토밍의 기본 규칙을 따르면서 집단 활동에서 참가자들이 조용히 종이 위에 자신의 아이디어를 적는 방법이다. 각자가 브레인라이팅 용지에 아이디어를 적고 용지를 옆 사람에게 건네주며 차례대로 기입하면서 집단 발상을 해 나가는 것이 특징이다.

③ 마인드맵(Mind map)

마인드맵은 핵심어, 이미지, 컬러, 기호, 상징 등을 사용해서 핵심 개념들 간의 상호 관련성이나 통합성을 시각적으로 표현함으로써 창의적 사고를 유도하는 방법이다. 마인드맵은 아이디어를 주제별로 묶어서 선으로 연결해 방사적으로 표현함으로써 아이디어들 간의 관계를 쉽게 파악할 수 있도록 하고, 많은 아이디어를 집약하여 전체적인 내용을 일목요연하게 보여줄 수 있다.

④ 스캠퍼(SCAMPER)

스캠퍼는 S(substitute, 대치하기), C(combine, 결합하기), A(adapt, 적용하기), M(modify, 수정·확대·축소하기), P(put toe other uses, 다른 용도로 사용하기), E(eliminate, 제거하기), R(reverse, 재배열·거꾸로 하기)의 첫 글자를 따서 만들어졌다. 이 질문을 적용하여 나온 새로운 아이디어 중에서 가장 활용 가능한 아이디어를 결정하는 방법이다.

핵심예제 **051**

브레인스토밍은 특정한 주제에 대해 뇌에서 생각나는 아이디어를 짧은 시간에 많이 내놓는 방법이다. 브레인스토밍의 기본 규칙 4가지를 쓰시오.

모범답안 ···

① 판단보류

② 자유토론

③ 질보다 양

④ 결합과 개선

심화해설 ···

① **판단보류**: 다른 사람들이 어떤 아이디어를 제시하더라도 그 아이디어를 비판하지 않는다.

② **자유토론**: 아무리 허황되고 비현실적으로 여겨지더라도 아이디어를 모두 표현하도록 한다.

③ **질보다 양**: 질보다 양을 우선시하여 일정 시간 동안 가능한 한 많은 아이디어를 산출하도록 한다.

④ **결합과 개선**: 다른 사람의 아이디어를 수정하거나 확장시켜 자신의 아이디어와 결합해 새로운 아이디어를 산출하도록 한다.

알아보기 .

역브레인스토밍(reverse brainstorming)

① **개념**

역브레인스토밍은 양적인 면을 중시하고 자유분방하게 실시한다는 점에서 브레인스토밍과 유사한 의미를 지녔지만 아이디어를 생성해 내는 방법인 브레인스토밍과는 다르게 이미 생성해 놓은 아이디어에 대해 자유분방한 비판을 생성해 내는 사고 기법이다.

② **진행 과정**

❶ 목표와 문제를 확인하기: 선정된 아이디어들의 목록과 함께 목표와 문제를 제시한다.

❷ 각 아이디어에 대한 비판을 생성하기: 각 아이디어의 비판 내용들을 기록한다.

❸ 해결책 선정하기: 비판된 아이디어를 검토하고 수정하여 적절한 해결책을 선정한다.

❹ 실천 계획 세우기: 선정된 해결책의 실천 계획을 세운다.

핵심예제 **052**

창의적 사고를 촉진하는 기법으로 스캠퍼(SCAMPER)에서 활용하는 질문 항목을 3가지 이상 쓰시오.

모범답안

① (S) 대치하기: 다른 것으로 대신할 수 있나?

② (C) 결합하기: 다른 것과 결합하면?

③ (A) 적용하기: 이것을 적용해 보면?

④ (M) 수정 · 확대 · 축소하기: 수정 · 확대 · 축소해 보면?

⑤ (P) 다른 용도로 사용하기: 다르게 사용할 수 있나?

⑥ (E) 제거하기: 어느 부분을 없애면 어떤 점이 편리할까?

⑦ (R) 재배열 · 거꾸로 하기: 순서나 앞과 뒤를 바꾸면?

심화해설

① (S) 대치하기: 다른 것으로 대신할 수 있나?

다른 각도에서 사고를 유발하기 위해 기존의 것을 다른 것으로 대체하면 어떻게 될지 묻는 질문으로 '다른 무엇으로?', '다른 누가?', '다른 성분이라면?' 등이다. 예를 들어 '종이컵'은 '컵'의 재질을 종이로 대체해 새롭게 만든 것이다.

② (C) 결합하기: 다른 것과 결합하면?

두 가지 이상의 것을 결합해 새로운 것을 만들어내기 위한 질문으로 '새로운 무엇과 결합하면?', '여러 가지 목적들을 결합하면?', '아이디어들을 결합하면?' 등이다. 예를 들어 스마트폰은 '개인용 컴퓨터'와 '전화기'의 기능을 결합한 것이다.

③ (A) 적용하기: 이것을 적용해 보면?

어떤 것을 다른 분야의 조건이나 목적에 맞게 응용해 볼 수 있도록 사고를 유발하는 질문으로 '이것과 비슷한 것은?', '이것에 다른 어떤 것이 적용될 수 있나?', '과거의 것과 비슷한 것은?' 등이다. 예를 들어 '삼각김밥'은 '김밥'에 '주먹밥'을 적용하여 새롭게 만든 것이다.

④ (M) 수정 · 확대 · 축소하기: 수정 · 확대 · 축소해 보면?

어떤 것의 특성이나 모양 등을 변형하거나 확대 또는 축소하여 새로운 것을 생성할 수 있도록 하는 질문으로 '이것을 약간 변형하면?', '더 강하게 하면?', '더 간소화하면?' 등이다. 예를 들어 '노트북'이나 '태블릿'은 '컴퓨터'를 간소화해 휴대하기 쉽도록 만든 것이다.

⑤ (P) 다른 용도로 사용하기: 다르게 사용할 수 있나?

다른 용도로 사용될 수 있는 가능성을 생각하도록 하는 질문으로 '다른 사용 용도는?', '수정해서 다른 데 사용할 수 있는가?', '맥락을 바꾸면?' 등이다. 예를 들어 '솥뚜껑'을 '삼겹살을 구워 먹는 불판'으로 활용할 수 있다.

⑥ (E) 제거하기: 어느 부분을 없애면 어떤 점이 편리할까?

어떤 것의 일부분을 제거해 봄으로써 새로운 것을 생성해낼 수 있도록 하는 질문으로 '이것을 없애버리면?', '없어도 할 수 있는 것은?', '수를 줄이면?' 등이다. 예를 들어 선을 제거하여 무선으로 만든 전화기, 이어폰, 키보드, 마우스 등이 있다.

⑦ (R) 재배열 · 거꾸로 하기: 순서나 앞과 뒤를 바꾸면?

주어진 것의 순서나 모양 등을 거꾸로 해 보거나 다시 배열해 봄으로써 새로운 것을 생성해 내도록 하는 질문으로 '거꾸로 하면?', '역할을 바꾸면?', '다른 순서로 바꾸면?', '원인과 결과를 바꾸면?' 등이다. 예를 들어 김과 밥의 배열을 바꾼 누드김밥 등이 있다.

창의적 문제해결력 증진을 위한 사고 모형인 CPS(Creative Problem Solving; CPS) 모형의 4단계를 쓰시오.

모범답안 ·

① 문제 정의하기
② 아이디어 생성하기
③ 해결책 개발하기
④ 실행 계획하기

심화해설 ·

CPS는 브레인스토밍의 창시자인 오스본(A. Osborn)에 의해 처음으로 고안된 '창의적 문제 해결을 위한 모형'으로 50년 이상 많은 사람들이 연구하고 개선해 왔다. 오늘날 CPS 모형은 전 세계에서 가장 널리 사용되며 가장 좋은 연구물을 내놓는 사고 모형 중 하나이다.

오스본은 처음에 CPS를 '오리엔테이션 → 준비 → 분석 → 가설 → 부화 → 종합 → 확인'의 7단계로 제안하였다가 '사실 발견 → 아이디어 발견 → 해결 발견'의 3단계로 단순화시켜 교육에 적용해 왔다. 이후 파네스(Parnes) 등은 오스본의 접근법을 '사실 발견 → 문제 발견 → 아이디어 발견 → 해결 발견 → 수용 단계'의 5단계로 수정하였고, 이삭센과 트레핑거(Isaksen & Treffinger)는 CPS 체제를 쉽게 사용할 수 있도록 수정하여 '문제 이해 → 아이디어 산출 → 행동 계획 및 실행'의 3가지 큰 요소에 6개의 단계를 포함시켰다. 그들은 CPS 모형이 성공하기 위해서는 이전의 발산적 사고에 주로 초점을 맞추었던 것에서 수렴적 사고의 도구를 가미시켜 균형 있게 사용해야 함을 강조하였다. 현재는 미국 창의성 교육재단(Creative Education Foundation; CEF)에서 CPS를 계속 수정·보급하고 있다. 최근 2015년에 수정된 CPS 모형은 창의적 문제해결을 위한 4단계와 6개의 하위 단계로 이루어져 있다.

① 문제 정의하기는 광범위한 목표·기회·도전을 조사하며 자료를 탐색하여 문제를 구조화하는 '비전 탐색하기', '자료 수집하기', '도전 형성하기'의 하위 단계로 구성된다.

- 비전 탐색하기: 목표와 희망하는 바, 혹은 도전을 명확히 하는 것
- 자료 수집하기: 도전을 분명하게 이해할 수 있도록 자료들을 찾고 설명하는 것
- 도전 형성하기: 문제가 무엇인지 명확히 알 수 있도록 도전 질문을 만드는 것

② 아이디어 생성하기 단계에서는 새로운 가능성들을 다양하게 찾아낸다.

③ 해결책 개발하기 단계에서는 다양한 해결책을 형성하여 가장 적합한 해결책을 선택한다.

④ 실행 계획하기 단계에서는 선택된 해결책의 실행을 지원하는 자원과 활동들을 확인하여 시행 계획을 형성한다. 이를 위한 확산적 사고 과정에서는 생성된 해결책을 행동으로 옮겼을 때 발생 가능한 지원 요소들과 저항 요소들을 검토하고 수렴적 사고 과정에서는 앞의 확산적 사고 과정을 통해 가능한 지원과 저항 요소들을 목록화한 후 핵심적인 지원 요소와 저항 요소를 선정한다.

핵심예제 **054**

창의적 문제해결(Creative Problem Solving; CPS)의 주요 가정과 핵심 원칙을 서술하시오.

모범답안 ···

① CPS의 주요 가정
- 모든 사람은 어떤 면에서 창의적이다.
- 창의적 기술은 배우고 강화시킬 수 있다.

② CPS의 핵심 원칙
- 판단을 지연하거나 보류한다.
- 질문을 통해 문제를 물어 본다.
- '아니요, 그러나'가 아니라 '예, 그리고'에 초점을 맞춘다.
- 확산적 사고와 수렴적 사고는 균형을 이루어야 한다.

알아보기

CPS 활용

CPS는 회사나 일반적인 기업 등에서의 문제해결이나 체제 개혁 등의 광범위한 분야에 활용 가능한 창의적 문제해결을 위한 모형이다. 이 모형을 적용할 때는 그 절차와 방법, 도구 등에 매우 익숙한 리더가 필요하며, 구성원 또한 방법과 규칙에 익숙해야 원활히 진행될 수 있다.

CPS는 광범위한 틀이기 때문에 이를 사용하기 위해서는 과정을 구체적으로 계획해야 할 필요가 있으며, 창의적·비판적 사고 그리고 과정을 모니터하고 운영하는 상위인지 기술이 필요하다. 이때 CPS와 관련된 용어나 어휘에 익숙해져야 하고 CPS 적용을 위한 규칙을 잘 알아야 하며, 상황과 요구에 비추어서 CPS의 여러 단계 중 어떤 것이 문제해결에 적합한지 결정하여 적용하는 것이 좋다. 교육이나 훈련에 적용할 때는 복잡한 CPS 구조를 모두 활용하기보다는 그중 필요한 것들을 선택해 훈련자의 수준에 맞게 재구조화할 필요가 있다.

핵심예제 **055**

뉴로피드백 정의에 대해 기술하시오.

모범답안

뉴로피드백은 뇌파를 이용한 바이오피드백훈련으로, 사용자의 뇌파를 측정하여 뇌파의 생체조절지표들을 추출한 후 사용자가 훈련용으로 설정한 생체조절지표의 값만 선택하여 이 값이 높은 상태인지 낮은 상태인지를 쉽게 파악할 수 있도록 시청각적 응답화면 형식으로 사용자에게 실시간 알려 주는 뇌파훈련법이다.

 알아보기

뉴로피드백 장치

뉴로피드백 장치는 사용자가 목표한 생체조절지표를 높게 또는 낮게 자율적으로 조절할 수 있는 능력을 습득하는 훈련(뉴로피드백훈련)을 시행하고자 할 때 필요한 기기이다.

원하는 뇌파 조절지표의 자율적 조절 능력은 사용자의 자발적 노력과 그 노력에 대한 즉각적인 평가(응답) 사이의 반복적인 순환 고리를 통해 얻어지는 결과이므로 이를 생체되먹임(뉴로피드백) 훈련이라고 부르며, 사용자는 자신의 치료에 대해서 능동적인 참여자로서의 역할이 요구되는 특징이 있다.

일반적으로 뉴로피드백 장치는 생체조절지표 수준을 사용자 자신에게 실시간 정확하게 알려 주는 '생체거울과 같은 응답 기능'이 핵심이며, 이러한 응답 기능은 사용자가 파악하기 쉬운 시각적 또는 청각적 형태로 주어진다.

이는 우리가 거울에 비춰진 매 순간 자신의 모습을 정확히 파악해야만 자신의 옷매무새를 원하는 방향으로 다듬기 위한 노력을 올바르게 시행할 수 있는 것처럼, 이러한 생체거울 역할을 하는 뉴로피드백 장치가 있어야 자율적 조절 능력을 습득하고자 하는 뉴로피드백훈련 시에 해당 생체조절지표가 현재 어떤 상태인지를 매 순간 정확하게 파악할 수 있게 된다. 즉, 사용자로 하여금 해당 지표를 목표하는 방향으로 조절하기 위한 올바른 노력을 시도할 수 있게 도와준다.

핵심예제 **056**

뉴로피드백훈련에 의해 뇌신경망이 개선될 수 있는 기본 원리가 되는 두뇌의 특성을 쓰시오.

모범답안

시냅스 가소성

심화해설

뇌를 구성하는 뇌신경세포들의 복잡한 연결망인 뇌신경망에서 각 연결 부위들을 시냅스라고 부르는데, 보통 시냅스 연결들이 균형 있고 효율적으로 형성되어 있을 때 뇌 성능(neural-efficiency)도 우수하게 된다. 이러한 시냅스 연결은 외부 입력 자극 및 학습 작용 등에 의해 기존 시냅스 연결이 사멸되고 새로운 연결이 형성되기도 하고, 기존 시냅스 연결의 강도(전도효율)가 변화되기도 하는 등 계속적으로 변화될 수 있는데, 이러한 특징을 시냅스 가소성이라 일컫는다. 따라서 여러 원인들로 뇌신경망의 시냅스들에 장애가 발생할 경우, 조기에 적절한 조치를 취하게 되면 시냅스 가소성 원리에 의해 다시 시냅스 연결이 효율적으로 변화될 수 있게 된다.

 더 알아보기

뉴로피드백(뇌파-바이오피드백)훈련의 항진 원리
- 뉴로피드백훈련 시, 매 순간 훈련자가 시도하는 목표 지표의 자율적 교정 노력의 결과는 실시간 해당 지표의 변화를 통해 객관적으로 평가되어 훈련자에게 긍정적 또는 부정적 응답 형식으로 전달되며, 긍정적 응답을 받은 훈련자는 더욱 긍정적인 응답을 얻으려고 조금 전에 하던 교정 노력을 계속 유지하거나 조금 더 강화하려고 시도하게 된다.
- 반대로 자신의 교정 노력에 대해 부정적 응답을 받은 훈련자는 조금 전에 시행했던 것과는 다른 방법으로 노력 방법을 교정함으로써 긍정적 응답을 얻고자 시도하게 된다.
- 이때 훈련자가 노력한 결과는 또 다시 응답 기능을 통해 훈련자에게 실시간 전달된다. 훈련자는 만족스러운 긍정적 응답에 도달할 때까지 반복적으로 자신의 상태를 조절하는 방법에 대한 감각이 체득되어 가면서 목표한 방향으로의 교정 능력이 점차 높아지게 된다.
- 이러한 반복된 노력 과정을 통해 훈련자는 해당 지표에 대한 수의적 조절 감각을 몸으로 익히게 되고 결국 목표하는 방향으로의 자율적 교정 능력을 습득할 수 있게 된다는 것이 일반적인 뉴로피드백훈련의 항진 원리이기도 하다.
- 따라서 생체 지표의 자율적 교정 능력은 훈련자의 자발적 참여 의지와 그에 대한 즉각적인 평가(응답) 사이의 반복적인 순환 고리를 통해 얻어지는 결과이므로 이를 생체되먹임(바이오피드백) 훈련이라고 부르며 훈련자는 자신의 개선에 대해서 능동적인 참여자로서의 역할이 요구되는 특징이 있다.
- 이러한 뉴로피드백훈련에 의해 습득한 특정 생체지표의 자율적 조절 능력은 자전거 배우기와 같이 몸으로 감각을 익힌 기술이어서 한번 체득하면 20~30년 이상 거의 반영구적으로 그 감각을 잃어버리지 않고 유지하는 것으로 알려져 있다.
- 2000년대에 들어서면서 뉴로피드백 연구 결과는 인용 지수가 높은 학회지들에도 많이 보고되고 있으며, 약물을 사용하지 않는 새로운 훈련법으로써 관심이 증대되고 있는 추세이다.

핵심예제 **057**

뉴로피드백훈련 시 사용자에게 피드백되는 시각적 응답 형태를 2가지 이상 기술하시오.

모범답안

① 절대수치
② 막대그래프
③ 정적인 그림 형태
④ 동적인 영상 형태

심화해설

절대수치나 막대그래프 형태의 시각적 응답은 자신의 생체조절지표 수준을 좀 더 정량적으로 파악하길 원하는 사용자들이 주로 선호하는 응답 형태이고, 재미있는 그림이나 동적인 게임 형태는 지루함을 싫어하는 사용자들이 주로 선호하는 응답 형태이다. 사용자의 자발적인 노력의 결과로 생체조절지표가 높아지면, 뉴로피드백 응답 화면의 수치가 큰 숫자로 변하거나 막대그래프의 높이가 높아진다. 또는 얼굴 모습이 찡그린 모습에서 웃는 모습으로 변하거나 동적으로 날아가는 화살들이 점차 중앙 목표에 가깝게 맞혀지는 모습을 보여 줌으로써 사용자가 자신의 노력이 목표하는 방향으로 잘 이뤄지고 있음을 확인하고 그 방향으로 더욱 노력할 수 있도록 암시적인 응원 역할을 하게 된다. 반대로 사용자의 생체조절지표가 낮아지게 되면 응답 화면은 낮은 수치, 짧은 막대그래프, 찡그린 얼굴, 과녁을 벗어나가는 화살 형태와 같이 부정적인 응답을 해 줌으로써 좀 전에 시도했던 자발적 노력은 목표하는 올바른 방향이 아니라는 것을 알려 주고 다른 방향으로 다시 시도해 보라는 암시적인 충고 역할을 하게 된다. 눈을 뜨고 뉴로피드백훈련을 시행하게 되는 상황에서는 보통 시각적 응답 기능이 선호되지만, 이완 노력과 같이 눈을 감은 상태에서 훈련을 시행하는 것이 더 효과적인 경우에는 사용자가 시각적 응답 화면을 볼 수 없게 되므로 소리와 같은 청각적 응답 기능을 통해 자신의 생체조절지표 수준을 파악하게 된다.

치매 예방을 위한 목적으로 뉴로피드백훈련을 시행하고자 한다. 뇌신경망의 활성을 반영하는 피드백 지표로 활용할 수 있는 뇌파 지표를 2가지 이상 쓰시오.

① SEF 지표

② P300 지표

③ 알파 엔트로피 지표

④ 전두엽 동기화 지표

치매 예방을 위해 뇌신경망이 전반적으로 느려져가는 뇌기능 저하를 개선시키는 목적으로 뉴로피드백 훈련을 적용할 경우에 뇌신경망의 활성을 반영하는 뇌파 지표를 실시간 모니터링한다. 또, 뇌를 활성화시키는 다양한 인지·집중·각성 훈련과제들을 시행하면서 이 지표가 실질적으로 향상되어지는 방향으로 변화되어 가는지를 객관적으로 확인한다. 뇌신경망 활성화를 반영하는 대표적인 지표에는 SEF 지표, P300 지표, 알파 엔트로피 지표, 전두엽 동기화 지표 등이 있다.

① SEF 지표

SEF는 Spectral Edge Frequency(스펙트럼 가장자리 주파수)의 약자로 뇌파의 파워 스펙트럼 분포가 저주파에 비해 고주파쪽으로 상대적으로 어느 정도 편향되었는지를 정량화할 수 있는 지표이다. SEF 지표는 뇌의 활성이 느려진, 즉 각성 수준이 낮은 노인들에게서 비정상적으로 낮게 나타나므로 이를 정상화하기 위한 SEF-강화 바이오피드백훈련이 권장된다. SEF 지표를 활용하여 각성 수준을 높이거나 알파리듬 대역으로 높이는 알파 증진 뉴로피드백 또는 감마 활성 뉴로피드백은 치매 위험군의 느려져 있는 휴지기 고유 리듬을 다시 정상화시키는 역할을 한다.

② P300 지표

P300은 주의력 반응피크로 P300 진폭이 낮은 노인들에게는 P300-피드백훈련이 권장된다.

③ 알파 엔트로피 지표

뇌신경망 고유 리듬 중심성을 반영하는 알파 엔트로피가 비정상인 노인들에게는 엔트로피 지표를 활용한 뇌파 바이오피드백훈련이 권장된다.

④ 전두엽 동기화 지표

전두엽의 동기화(coherence) 지표는 단기기억 능력을 반영하므로 이 지표가 비정상적으로 낮은 노인들의 경우에는 기억력 개선을 위한 피드백 지표로 활용할 수 있다.

뉴로피드백훈련의 궁극적인 목표는 훈련 뇌파 지표가 안정되게 목표 수준을 유지할 수 있도록 뇌의
장기적인 변화(Long-Term Potentiation)를 일으키는 것이다. 뉴로피드백훈련이 성공적으로 진행되
었는지 판단하는 방법을 2가지 이상 제시하시오.

모범답안

① 임상증상 개선 보고
② 간접 지표(학교 성적, TOVA(주의력) 검사, CPT(지속수행) 검사, IQ(지능) 검사, 성격 검사, 우울증 수치) 향상과 같은 문제풀이 방식 검사 점수 향상 보고
③ 뇌파 지표에 의한 신경생리학적 변화 보고

심화해설

90년대 초까지의 과거 연구들에서는 뉴로피드백훈련 효과를 다양한 임상증상 개선 보고나 학교 성적, TOVA(주의력) 검사, CPT(지속수행) 검사, IQ(지능) 검사, 성격 검사, 우울증 수치 향상과 같은 간접적인 지표들로만 입증하는 경우가 많았다. 그러나 90년대 중반 이후, 뉴로피드백훈련 전/후 목표한 방향으로의 유의미한 신경생리학적 뇌파 지표들의 정량적 변화 정보도 중요해졌다. 뉴로피드백훈련이 성공적으로 진행되었는지 판단하기 위해서는 목표했던 방향으로의 실질적인 뇌파 변화가 일어나야 하므로, 해당 뇌파 지표 레벨을 객관적으로 점검하는 방식이 선호되기 시작하였다. 뿐만 아니라 비훈련 대조군, 블라인드(blind) 실험 설계 기법 도입과 같은 더 체계적이고 객관적인 임상연구에 의해 뉴로피드백훈련 효과들이 입증되기 시작하면서 그 동안 사례연구(Case Study) 수준으로만 머물러 있던 뉴로피드백훈련 효과 검증 연구는 더욱 신뢰되는 방향으로 발전되고 있다.

핵심예제 **060**

다음은 뉴로피드백훈련 시행 요령에 대한 설명이다. 빈칸에 들어갈 알맞은 숫자를 순서대로 쓰시오.

훈련빈도는 매주 2~3회 정도 지속적이고 규칙적으로 시행되며, 1회 뇌파 훈련시간은 총 30분 정도 할
당된다. 정상 성인의 경우 (   )분씩 (   )회기(session)로 구성해도 좋으나 어린이나 환자의 경우에는
(   )분씩 (   )회기(session)가 적합한 것으로 권장되고 있다. 총 훈련횟수는 임상 질환 치료의 경우
(   )~(   )회, 정상인의 잠재 능력 향상을 목적으로 한 경우에는 (   )~(   )회 정도를 시행하고 있다.

모범답안 ....

15, 2, 10, 3, 40, 60, 20, 40

심화해설 ....

뉴로피드백 프로토콜의 구성 요소 중 전극 부착 부위와 훈련지표는 뇌파 평가결과에 의존하여 제각각 다르게 결정되지만, 훈련빈도, 훈련시간 및 총 훈련횟수는 거의 공통적이라고 할 수 있다.

훈련빈도는 매주 2~3회 정도 지속적이고 규칙적으로 시행되며, 1회 뇌파 훈련시간은 총 30분정도 할당된다. 정상 성인의 경우 15분씩 2회기(session)로 구성해도 좋으나 어린이나 환자의 경우에는 10분씩 3회기(session)가 적합한 것으로 권장되고 있다.

총 훈련횟수는 임상 질환 치료의 경우 40~60회, 정상인의 잠재 능력 향상을 목적으로 한 경우에는 20~40회 정도를 시행하고 있다. 보통 3~6개월 정도의 긴 훈련기간이 요구되는데, 이는 목표 수준까지의 뇌파 지표 상승에 15회 정도 필요하고 이 지표의 오르락내리락하는 편차를 줄여가는 과정에 10회 정도 소요되며 나머지 횟수들은 이러한 강화된 뇌파 변화를 안정적이고 장기적으로 굳히고자 하는 목적으로 시행하게 된다.

뉴로피드백훈련에 대한 추적 연구들에 의하면 이렇게 획득된 뇌파 조율 상태는 장기간 그 효과가 유지되는 것으로 보고되고 있다. 대부분의 연구자들은 뉴로피드백훈련에 의해 획득된 자발적인 뇌파 조절 능력은 자전거 타는 기술과 같이 몸으로 직접 체득한 기술이기 때문에 잘 잊혀지지 않고 계속 지속될 것으로 추정하고 있다.

📶 더 알아보기 •

뉴로피드백훈련 시 주의할 점
① 뉴로피드백훈련은 작동 원리상 피훈련자의 역할이 강조되는 훈련인 만큼, 당사자의 정확한 목표 의식과 자발적이고 적극적인 참여 의지가 동반되어야 매 훈련 시마다 성공적인 뇌파 변화를 유도할 수 있다. 무조건 훈련시간을 길게 하고 훈련횟수만 늘린다고 해서 누구나 저절로 목표했던 뇌파 변화가 이루어지지는 않는다.
② 뉴로피드백훈련 시, 수치 모드, 그래프 모드, 그림 모드, 게임 모드 중 어떤 방법으로 진행하느냐는 그다지 중요하지 않다. 물론 집중 강화 훈련의 경우 게임 모드와 같이 좀 더 흥미진진한 방식이면 훈련 시 자발적인 집중 유도가 더 쉬워진다는 편리성이 있어 좀 더 화려한 그래픽이나 점차 복잡한 상호작용을 요하는 게임 방식으로 진화해 나가는 추세이다. 하지만 주의할 점은 게임과 같은 자극이 제시되지 않은 상태에서도 자발적인 노력에 의해 목표 수준의 집중 뇌파 상태를 유지할 수 있게 하는 것이 뉴로피드백훈련의 핵심임을 잊어서는 안 된다.
③ 뉴로피드백훈련의 궁극적인 목표는 훈련 뇌파 지표가 안정되게 목표 수준을 유지할 수 있도록 뇌의 장기적인 변화(Long-Term Potentiation)를 일으키는 것이다.
④ 뉴로피드백훈련이 성공적으로 진행되어 가는지를 판단하기 위해서는 목표했던 방향으로의 실질적인 뇌파 변화가 일어나고 있는지 해당 뇌파 지표 레벨을 객관적으로 점검하면서 진행한다.

브레인트레이너는 학습자의 두뇌를 효과적으로 훈련하기 위해 학습자의 연령, 인지, 정서, 신체, 환경, 욕구 등의 여러 측면을 고려하여 성취 가능한 목표를 세우고, 적합한 교수학습 방법을 탐색하여 가르침을 실행하는 사람이다. 브레인트레이너에게 요구되는 4가지 역할을 쓰시오.

① 전문가
② 촉진자
③ 평가자
④ 학습자

심화해설

브레인트레이너의 역할은 전문가, 촉진자, 평가자, 학습자의 4가지로 요약해 볼 수 있다.

① **전문가로서의 역할**

브레인트레이너는 두뇌훈련 전문가로서 두뇌훈련의 강점을 이해하고 뇌에 관한 지식을 어떻게 활용할 수 있는지를 고민하고 실천해야 한다. 자신의 교육활동에 대한 성찰과 탐구의 과정 속에서 교수행위와 교수전략을 개선해 나가며 학습자에게 두뇌훈련과 관련한 다양한 지식과 실천 방법 등에 대해 설명해 줄 수 있어야 한다.

② **촉진자로서의 역할**

브레인트레이너는 학습활동을 구성하고 학습자의 참여를 유도하며 효과적인 학습이 일어날 수 있도록 여러 상황을 조절하는 역할을 한다. 무엇보다도 학습자에게 긍정적인 기대감을 형성하여 학습의 효과를 극대화할 수 있도록 한다.

③ **평가자로서의 역할**

브레인트레이너는 학습자와 친밀한 관계를 유지하며, 학습자 스스로 목표를 세우고, 목표한 바를 이루었는지 스스로 평가하도록 돕는다. 평가를 하나의 학습 과정으로 인식하고 학습자에게 적절한 피드백을 제공한다.

④ **학습자로서의 역할**

브레인트레이너는 항상 배우려는 태도를 갖는다. 이러한 태도 속에서 브레인트레이너는 열정적인 자세를 취하고 학습자가 겪는 어려움을 진정으로 이해할 수 있게 된다. 브레인트레이너와 학습자는 전달자와 수용자의 관계가 아니라 교육적 상호작용을 통해 함께 성장해 나가는 동반자로서, 서로의 경험을 교류하며 행위와 사고를 발전시켜 나가는 상생의 관계를 형성한다.

핵심예제 **062**

에릭 젠슨(Eric Jensen)이 제시한 뇌기반 교육 원리를 7가지를 쓰시오.

모범답안

① 변화의 원리
② 다양성의 원리
③ 결합성의 원리
④ 상호작용의 원리
⑤ 자원소모의 원리
⑥ 기억 유연성의 원리
⑦ 발달적 민감성의 원리

① 변화의 원리

뇌는 고정적인 것이 아니라 역동적이다. 뇌는 변화하는 능력을 갖고 있기 때문에 현재 성취 수준이 낮고 행동 문제를 갖고 있다 하더라도 경험과 훈련을 통해 개선될 수 있다.

② 다양성의 원리

모든 뇌는 독특하다. 인간의 유전자와 각각의 경험은 인간의 모든 뇌를 독특하게 만든다. 만병통치적인 수업 방식, 환경, 교육 과정, 평가란 없다. 학습자를 비교해서는 안 되며 학습자들에게 적합한 방법을 끊임없이 모색해야만 한다.

③ 결합성의 원리

뇌는 통합된 기관으로 모든 인간 과정은 마음, 정서, 신체 및 정신의 복합적 상호작용의 산물이다. 학습자가 나타내 보이는 모든 것은 당시의 독특하고 역동적인 뇌 상태의 산물이다. 이는 훈련에 잠재적으로 영향을 미치는 영양 섭취, 고통, 만성적 질환, 약물 남용, 운동 부족, 억압, 외상 등에 주의를 기울여야 한다는 것을 시사한다.

④ 상호작용의 원리

인간은 사회적 뇌를 가지고 있다. 인간은 자신을 사회적 집단의 일부로 관련시키고자 하는 내재적 욕구를 가지며 사회적 정보를 처리하기 위해 전두엽 피질을 포함한 인지와 관련된 뇌의 영역을 사용한다.

⑤ 자원소모의 원리

학습 과정에서 학습자의 신체적·정서적 자원은 소모될 수밖에 없다. 이러한 자원의 소모는 두뇌훈련을 계획하고 진행하는 데 지침을 제공한다.

⑥ 기억 유연성의 원리

기억은 분리되어 저장되기 때문에 완전하게 기억을 하는 경우는 드물다. 정확한 기억을 보호화하기 위해 모든 속성에 주의를 기울일 수 없기 때문에 기억은 소멸되기도 하고 한 쪽에 치우치게 되는 경우가 많다.

⑦ 발달적 민감성의 원리

두뇌는 연령에 따라 발달의 가능성과 취약성을 동시에 갖는다. 예민하고 취약한 특징에 따라 발달 단계로 구분할 수 있으며 각 단계마다 간과해서는 안 될 위험과 기회가 공존한다.

핵심예제 0**63**

다음에서 설명하고 있는 뇌기반 학습원리를 고려한 교육활동을 3가지 이상 쓰시오.

학습자는 안전감을 느낄 때, 학습에 권한을 부여 받을 때, 스트레스를 적게 받을 때, 관련성이 있고 새로운 학습을 선택할 수 있을 때, 적절한 도전감을 느낄 때, 뚜렷한 목적의식을 가질 때, 충분한 강점을 갖고 있다고 인식하고 자신감을 가질 때 학습에 최선을 다한다.

모범답안

① 열정과 관심을 보인다.

② 목표를 설정하고 계획을 세운다.

③ 폭력이 없는 안전한 분위기를 조성한다.

④ 과정을 단계화하여 작은 단위로 시작한다.

⑤ 학습을 시작할 때 스트레칭 시간을 갖는다.

⑥ 내용을 개인과 연관시키고 의미를 갖게 한다.

⑦ 집단의 리더가 있는 소집단 토론을 전개한다.

⑧ 일지를 쓰고 함께 공유할 수 있는 시간을 갖는다.

⑨ 학습자에게 학습 기술과 기억 도구와 같은 자산을 구축시킨다.

⑩ 학습자에게 피드백을 구체적으로, 신속하게, 국부적으로 제공한다.

심화해설

위에서 설명한 뇌기반 학습원리는 자원소모의 원리에서 정서적 준비성과 관련된 내용이다.

 더 알아보기

자원소모의 원리

학습자의 신체적 · 정서적 자원은 한정적인 자원으로 학습 과정에서 소모된다.

- **학습은 신체적 자원이 필요하다.**

  신체적 자원을 원활하게 활용하기 위해 필요한 영양 섭취를 할 수 있도록 학습자들에게 영양의 중요성, 음식과 학습, 음식과 기억 간의 관계 등을 가르친다. 음식물 섭취는 여러 가지의 방식으로 학습자들의 행동에 영향을 준다. 학습자들에게 좋은 식습관의 본보기를 보여 주고 훈련과 기억에 도움이 되는 중요한 영양물을 섭취하도록 한다. 규칙적으로 식사하고 탄수화물을 적당히 섭취하며 과식을 하지 않고 조금씩 잘 씹어 먹는 식사 습관을 가질 때 최상의 훈련을 할 수 있다.

- **정서적 준비성이 중요 관건이다.**

  학습자는 안전감을 느낄 때, 학습에 권한을 부여 받을 때, 스트레스를 적게 받을 때, 관련성이 있고 새로운 학습을 선택할 수 있을 때, 적절한 도전감을 느낄 때, 뚜렷한 목적의식을 가질 때, 충분한 강점을 갖고 있다고 인식하고 자신감을 가질 때 학습에 최선을 다한다.

- **투입되는 정보가 제한된다.**

  짧은 주의 집중, 열악한 환경, 영양 부족, 불충분한 포도당의 공급, 해마 처리의 지연, 불충분한 수면 시간 등은 새로운 정보의 양을 제한한다. 학습은 점진적인 과정으로 휴식 시간이 주어질 때 보다 잘 수행된다.

핵심예제 **064**

효과적인 두뇌훈련을 위해서 적용할 수 있는 두뇌훈련지도 원리를 5가지 이상 쓰시오.

모범답안

① 정서대처 전략을 활용한다.

② 주의집중 전략을 활용한다.

③ 기억강화 전략을 활용한다.

④ 동기유발 전략을 활용한다.

⑤ 풍요로운 환경을 조성한다.

⑥ 음악을 적극적으로 활용한다.

⑦ 의미의 전이 전략을 활용한다.

⑧ 영양섭취의 중요성을 강조한다.

⑨ 움직임을 적극적으로 활용한다.

⑩ 다양성을 고려한 교수전략을 활용한다.

심화해설

두뇌훈련지도 원리는 뇌의 학습 원리에 기초한 교육 원리로, 두뇌훈련지도법의 목적과 내용을 결정하는 데 중요한 지침이 된다.

핵심예제 **065**

뇌친화적인 학습 환경이란 뇌를 충분히 자극하여 학습자의 성장과 발달을 촉진하는 물리적 · 정서적 환경으로서 학습자에게 제공되는 모든 것을 포함하는 개념이다. 학습 효과와 동기 부여 측면에서 뇌친화적 학습 환경을 조성하기 위한 필수 요인에 대해 3가지 이상 서술하시오.

모범답안 ··

① 학습 환경에서 긍정적인 정서를 느낄 수 있어야 한다.

② 학습자의 사회적·인지적 학습 유형에 부합하는 학습 환경이어야 한다.

③ 학습자가 학습하는 데 필요한 모든 자원을 제공해 줄 수 있는 학습 환경이어야 한다.

④ 학습자가 주어진 학습 환경에서 자신의 학습 목표를 실현할 수 있으리라는 확신이 들어야 한다.

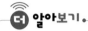 **알아보기.**

뇌친화적 학습 환경

뇌친화적 학습 환경이란 뇌를 충분히 자극하여 학습자의 성장과 발달을 촉진하는 물리적·정서적 환경으로서 학습 내용의 조직화, 시각화, 학습 과정에서의 문제해결, 피드백, 어휘 사용 등 학습자에게 제공되는 모든 것을 포함한다. 뇌친화적 학습 환경은 무엇보다도 안전과 신뢰를 기반으로하고 있어야 한다.

뇌친화적 학습 환경을 조성하기 위해서는 우선 학습자가 학습할 수 있는 최적의 상태가 되도록 물리적 환경과 조건을 갖추고, 다음으로 학습을 자극하고 촉진할 수 있도록 학습을 강화하는 환경을 만든다.

핵심예제 **066**

뇌친화적인 학습 환경을 조성하기 위한 방안으로 학습자의 스트레스가 적정선을 넘어가지 않도록 간단하게 활용할 수 있는 스트레스 예방 방안을 3가지 이상 쓰시오.

모범답안

① 조용한 음악을 듣는다.
② 서로 안마해 주는 시간을 갖는다.
③ 학습활동 후에는 반드시 물을 마신다.
④ 차분한 상태를 유도하는 말을 사용한다.
⑤ 호흡법, 명상, 체조, 요가 등으로 몸과 마음을 안정시킨다.
⑥ 서로의 마음을 여는 이야기 활동을 통해 정서적 소통을 한다.

심화해설

학습에는 적절한 스트레스가 어느 정도 필요하다. 정서적으로 편안하면서도 도전 욕구를 불러 일으킬 정도로 스트레스 수준이 적당히 유지되도록 균형을 맞추는 일이 중요하다.

 알아보기

정서적 학습 환경의 조성 방안
• 협동학습 기법을 사용한다.
• 스스로 선택하고 결정할 수 있는 기회를 충분히 준다.
• 신체 활동을 통해 학습자의 감정 조절과 관련되는 호르몬을 조절한다.
• 자신의 학습 양식과 강점을 알고 이를 활용할 수 있는 기회를 제공한다.
• 부정적인 감정을 안전하고 올바른 방식으로 해소할 수 있는 방안을 마련한다.
• 칭찬과 격려, 연극, 음악, 즉흥 공연 등 학습자가 즐겁게 참여할 수 있는 활동을 한다.
• 역할극, 게임, 모의상황, 토론, 찬반 논쟁 등 상호작용이 활발하게 일어나는 교수법을 활용한다.
• 자유롭게 자신의 생각과 의견을 말할 수 있도록 편안한 분위기를 조성하고 이와 관련된 교수학습 전략을 활용한다.
• 갈등을 원만하게 해결하기 위해 갈등 해소 방안을 명확하게 제시하고, 이러한 방안을 시행할 수 있는 체계를 다진다.
• 지켜야 할 규칙과 절차, 일과, 권고사항 등을 명확히 하고, 부정문('~을 하지 맙시다')이 아닌 긍정문('~을 합시다')으로 작성하여 학습자가 잘 볼 수 있는 곳에 붙여 둔다.

핵심예제 **067**

두뇌발달을 위한 올바른 식습관을 5가지 이상 기술하시오.

모범답안 ....

① 물을 충분히 마신다.

② 규칙적으로 식사한다.

③ 음식물을 충분히 씹는다.

④ 천연식품 위주로 섭취한다.

⑤ 아침식사를 거르지 않는다.

⑥ 탄수화물, 단백질, 지방 등 영양소의 균형을 맞추어 식사한다.

심화해설 ....

학습과 기억은 전기화학적 과정을 수반하며 에너지를 필요로 한다. 두뇌는 주로 섭취하는 음식에서 에너지를 얻기 때문에 효과적인 학습과 영양 섭취 사이에는 밀접한 관계가 있다. 두뇌의 기능과 학습 능력은 무엇을 어떻게 먹느냐에 따라 영향을 받을 수 있다.

더 알아보기

영양과 뇌의 화학 작용

• 뉴런의 축색을 둘러싸고 있는 수초(미엘린, myelin)는 지방 70%와 단백질 30%로 구성되어 있다.

• 영양소는 뇌세포의 구조와 기능, 세포벽의 원활한 기능을 유지하며 신경전달물질의 생성 및 활동, 호르몬의 규칙적 순환을 돕는다.

• 뇌는 기본적으로 단백질과 지방으로 이루어져 있으며, 신경전달물질도 단백질이 분해되어 생기는 아미노산으로부터 합성된다.

• 신경전달물질이 합성되는 과정에서 효소와 보조효소는 반드시 필요한데, 효소는 아미노산이고 보조효소는 비타민과 무기질이다.

• 비타민과 무기질은 뇌세포 구조를 보호하고, 뉴런과 교세포의 에너지 대사, 신경전달물질의 합성과 활동, 신경충격(nerve impulse-자극에 의하여 신경섬유를 타고 전해지는 활동 전위)의 전파에 관여하며 산화작용으로부터 신경세포를 보호한다.

핵심예제 **068**

뇌에 수분이 부족하게 되면 나타날 수 있는 현상을 쓰고, 일반적으로 권장하는 수분 섭취 방법을 기술하시오.

모범답안

수분 부족은 에너지 대사 과정을 방해하고 뇌의 전해질 손실을 유발한다. 피로감, 브레인 포그 증상, 에너지 감소, 두통, 급격한 감정 변화 등 다양한 문제를 일으킬 수 있다.

수분 섭취 방법으로 수분은 순수한 물이나 과일, 채소 등 천연식품을 통해 섭취하는 것이 좋다. 성인의 경우 물 2L를 마시는 것을 권장하며 개인의 필요에 따라 수분 섭취량을 조절한다. 연령, 환경, 활동 수준에 따라 더 많은 수분이 필요할 수도 있다.

심화해설

○ 수분 섭취 방법

- 자신만의 필요에 맞춰 수분 섭취량을 조절한다. 연령, 환경, 활동 수준에 따라 더 많은 수분이 필요할 수도 있다.

- 순수한 물을 마시는 것이 최선의 방법이다. 탄산음료는 많은 정제당을 함유하고 있고, 운동 후에 마시는 스포츠 음료나 에너지 음료는 당과 나트륨 함량이 높으며 합성 미네랄이 가득 들어 있어 건강에 도움이 되지 않는다.

- 과일이나 채소로 수분을 공급하는 것도 좋은 방법이다. 하루 수분 섭취량의 최대 20%를 수분 함량이 높은 식품으로부터 얻을 수 있다. 과일과 채소는 수분 공급뿐만 아니라 천연 당과 영양소들을 제공한다.

- 탈수 상태는 물을 많이 마시기만 해도 며칠 안에 완전히 회복할 수 있다. 성인의 경우 하루 약 250mL짜리 잔으로 8잔, 즉 2L를 마시는 것을 권장한다. 수분이 섭취되면 새로운 것에 노출되더라도 스트레스 반응 속도를 늦출 수 있다.

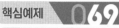

핵심예제 **069**

적절한 움직임이 뇌에 미치는 긍정적인 영향을 3가지 이상 쓰시오.

모범답안

① 엔돌핀 분비
② 베타파 차단
③ 주의 수준 조절
④ 양반구의 활성화
⑤ 혈액의 산소량 증가
⑥ 신경망의 수초 증가
⑦ 신경세포 성장인자 분비
⑧ 정서지능과 갈등해결 능력 향상

① 엔돌핀 분비

운동을 하면 행복감을 불러일으키는 엔돌핀이 분비되는데, 이는 학습에 알맞은 정서적 상태를 만드는 데 기여한다.

② 베타파 차단

운동은 베타파를 차단하는 효과가 있다. 스트레스를 겪고 있는 사람이 운동을 하면 마음의 여유를 찾게 되고 불안증이 해소된다. 이를 운동의 진정효과라고 한다.

③ 주의 수준 조절

뇌는 주의 수준이 높거나 낮거나 하는 상태가 주기적으로 나타나는 특징을 가지고 있는데 이를 주의 주기(주의 사이클)라 부른다. 움직임은 주의 주기를 적정 수준으로 유지할 수 있도록 그 조절 과정을 돕는다.

④ 양반구의 활성화

운동을 하면 뇌의 양반구가 활성화되어 전뇌학습을 할 때와 비슷한 활동이 일어난다.

⑤ 혈액의 산소량 증가

움직임은 혈액 안의 산소량을 증가시킨다. 혈액 내의 산소의 집중도가 높을수록 인지적 수행 능력이 향상되어 더 많은 단어들을 회상하고 시각, 공간 과제들을 더 빨리 수행한다.

⑥ 신경망의 수초 증가

규칙적으로 운동을 하면 신경망의 수초가 증가하고 신경 전달 속도가 빨라진다. 뇌의 각 영역 간의 신경 연결이 많아지고 집중력이 좋아지며 문제해결력과 기억 유지에 도움이 된다.

⑦ 신경세포 성장인자 분비

신체 활동은 뇌에서 신경세포 성장인자(brain-derived neurotrophic factor; BDNF)가 분비된다. 이 화학물질은 시냅스를 증가시켜 인지 능력을 향상시킨다. 신경세포 성장인자는 세포의 재생과 분열 과정에 관여할 뿐만 아니라 스트레스 호르몬인 코티졸의 양이 지나치게 분비되지 않도록 세로토닌과 노르아드레날린의 분비를 촉진하여 인체의 리듬을 지켜나가게 한다.

⑧ 정서지능과 갈등해결 능력 향상

움직임은 정서지능과 갈등해결 능력을 향상시킨다. 움직임은 카테콜아민(도파민, 아드레날린, 노르아드레날린)을 증가시켜 기억을 지원하고 기분을 전환시킨다.

핵심예제 **070**

수업 장면에서 학습을 촉진하기 위한 움직임의 활용 방법을 3가지 이상 쓰시오.

모범답안

① 동작이나 신체 부위를 기억의 보조도구로 활용할 수 있도록 가르친다.

② 가벼운 스트레칭과 호흡법을 활용하여 학습자의 에너지 수준을 관리한다.

③ 신체가 편안해질 수 있도록 휴식 시간을 자주 갖고 기분을 전환하도록 한다.

④ 게임, 모의활동, 역할극, 연극, 흉내내기, 따라 해 보기 등의 방법을 활용한다.

⑤ 평가를 할 때는 학습한 내용에 대한 결과물을 만들게 하거나 행동으로 보여 주게 한다.

⑥ 개념이나 사실적 정보를 가르칠 때는 직접 만져 보거나 몸을 움직일 수 있는 활동을 적극 활용하여 학습 내용과 신체 활동을 적절하게 접목한다.

⑦ 손의 움직임을 활성화한다. 박수치기 게임, 조각그림 맞추기, 손을 활용한 새로운 인사 방법, 서로를 반기는 새로운 방법 등을 개발하고 활용한다.

심화해설

수업장면에서 움직임을 활용하면 활동에 적극적 참여를 유도할 수 있으며 개념과 사실 정보를 효과적으로 가르칠 수 있다. 또, 신체 감각과 운동 기능을 통해 학습한 정보는 기억에 오래 남아 나중에 활용하기 쉽다.

핵심예제 071

음악은 뇌의 다양한 영역을 자극하며 우리의 사고, 정서, 운동 감각에 영향을 미친다. 두뇌훈련을
촉진하는 요소로 학습 장면에서 음악을 활용하고자 할 때 음악을 선택하는 데 있어 고려해야할 사
항을 3가지 이상 기술하시오.

① 여러 장르의 곡을 활용한다.

② 가사가 있는 음악인가를 확인한다.

③ 친숙한 음악인가 아닌가를 확인한다.

④ 음악을 선택할 때는 박자, 즉 분당 비트를 고려한다.

⑤ 음악이 제시될 시점을 고려하여 그 상황에 효과적인 음악을 선택한다.

① 여러 장르의 곡을 활용한다.

음악의 장르에 따라 다른 정신생리학적 상태를 유발하기 때문에 여러 장르의 곡을 활용하는 것이 좋다. 예를 들면, 에너지를 높이고 싶다면 분당 높은 비트로 구성된 음악을 선택하고 이완하기를 원한다면 자연의 소리나 부드러운 피아노 음악을 선곡하는 것이 좋다.

② 가사가 있는 음악인가를 확인한다.

수업 시작과 끝에는 가사가 있어도 되지만 과제 수행 시에는 가사 없는 음악이 좋다.

③ 친숙한 음악인가 아닌가를 확인한다.

분위기를 잡을 때는 친숙한 음악이 좋지만 특정 과제를 수행할 때에는 친숙하지 않은 음악이 좋다.

④ 음악을 선택할 때는 박자, 즉 분당 비트를 고려한다.

음악의 비트는 심장박동수와 호흡에 영향을 미치는데, 이 둘은 기분, 감정, 상태를 결정하는 가장 중요한 요소이다. 학습을 촉진시키기 위한 음악은 1분당 60비트(평균 심장박동률)가 적절하며, 빠른 활동을 할 때는 1분당 80~90비트의 음악, 시끄러운 집단을 조용하게 만들 때는 1분당 40~50비트의 음악이 좋다.

⑤ 음악을 선택할 때는 음악이 제시될 시점을 고려하여 그 상황에 효과적인 음악을 선택한다.

수업 시작 전이나 수업이 끝날 때에는 정서적인 분위기의 음악, 일어서서 움직일 때는 빠른 박자의 음악, 앉아서 활동할 때는 학습 과제를 촉진하는 음악, 직접적인 교수를 할 때는 음악을 사용하지 않는 것이 좋다.

핵심예제 **072**

두뇌훈련을 지도할 때 두뇌훈련을 촉진하는 요소로 음악을 활용할 수 있는 상황을 3가지 이상 쓰시오.

모범답안 ....

① 휴식을 취할 때

② 준비 운동을 할 때

③ 훈련자를 안정시킬 때

④ 훈련 준비 상태를 만들 때

⑤ 훈련에 주의를 집중시켜야 할 때

⑥ 긍정적 메시지나 내용을 전달할 때

⑦ 음악을 통해 훈련내용을 전달할 때

⑧ 활력주기 활동으로 분위기를 전환할 때

⑨ 중요 순간이나 상황에 주목시켜야 할 때

더 알아보기

음악의 활용 효과

- 창의성을 자극한다.
- 주의력과 집중력을 키운다.
- 훈련동기를 부여할 수 있다.
- 흥분한 훈련자를 진정시킨다.
- 뇌의 사고 영역을 활성화시킨다.
- 우뇌를 자극하여 뇌를 더 활발하게 작동시킨다.
- 스트레스를 받거나 좌절했을 때 마음을 안정시킨다.
- 집중을 방해하는 소음에서 벗어날 수 있는 커튼 역할을 한다.

핵심예제 **073**

학습에서 전이는 한 상황에서 학습하고 난 후 그 학습한 것을 다른 상황에서 수정하거나 일반화된 형태로 사용하는 능력을 말한다. 전이에 영향을 미치는 요인을 3가지 이상 쓰시오.

모범답안

① 초기 학습의 정도와 맥락

② 유사성

③ 결정적 특성

④ 연합

심화해설

① 초기 학습의 정도와 맥락

- 전이의 질은 주로 초기 학습의 질에 달려 있다. 새로운 학습과 그 학습에 맞는 맥락 모두를 가르 침으로써 기억을 도울 수 있다.
- 의미를 더 철저히 처리하는 것이 새로운 상황에 전이되는 정도를 높인다.

② 유사성

- 전이는 학습되었던 상황과 비슷한 상황에서 발생된다. 한 환경에서 학습된 기술들은 비슷한 다른 환경에 전이된다.
- 정보를 저장할 때는 유사성에 따라 장기 저장소에 저장하는 반면, 기억을 인출할 때는 차이성에 따라 작업기억으로 인출하는 경향이 있다.

③ 결정적 특성

- 결정적 특성들은 학습자들이 기억 과정에서 사용할 수 있는 차이점들이 된다.
- 결정적 특성들은 정보의 인출을 촉진한다.
- 결정적 특성을 활용하여 새로운 정보를 정확하게 처리할 수 있다.

④ 연합

- 하나의 정보를 회상할 때 다른 정보가 자동적으로 회상된다면 정보가 연합되었다고 본다.
- 연합은 정보를 보유하는 뇌의 능력을 향상시킨다. 뉴런들이 연결되고 새로운 통찰이 발생한다.
- 긍정적 정서를 새로운 학습과 연합한다면 학습 효과를 크게 거둘 수 있다.

핵심예제 **074**

교육훈련 프로그램을 통해서 훈련한 것을 일반화하고 일상생활에 적용하여 활용하는 전이 과정은 문제해결 과정, 창의적 사고 과정 그리고 다른 모든 고등정신 과정의 핵심이 된다. 학습 상황에서 활용할 수 있는 의미의 전이를 촉진하기 위한 전략을 3가지 이상 쓰시오.

....

① 비교 기법

② 역할 놀이

③ 일지 쓰기

④ 피드백 전략

⑤ 메타인지 전략

⑥ 통합 학습 전략

⑦ 그래픽 오거나이저

심화해설 ....

의미의 전이 전략

전략	의미
비교 기법	비교 기법은 추상적 전이를 향상시키는 유용한 방법으로 유추, 은유, 직유 등이 있다.
역할 놀이	학습에서의 역할 놀이는 학습한 내용을 가지고 접근 가능한 상황의 역할을 경험해 봄으로써 의미를 내면화하고 전이시킬 수 있다.
일지 쓰기	일지 쓰기는 긍정적인 전이를 향상시키고 파지를 증대시키기 위한 매우 효과적인 전략이다.
피드백 전략	피드백과 오류 교정은 의미 형성에서 중요한 역할을 한다.
메타인지 전략	• 메타인지는 자신이 수행 중인 인지 과정을 인지하는 상위의 인지로 자신의 현재 이해 수준을 검토하고 이해의 어려움에 직면했을 때 이를 조정하는 능력이다. • 메타인지 전략으로는 PQ4R 전략과 MUDER 전략이 있으며, 이 두 전략은 의미 형성 및 전이 전략이자 기억 강화의 전략이 될 수 있다.
통합 학습 전략	통합 학습은 하나의 주제를 가지고 다양한 교과에 함께 적용하여 통합적으로 학습함으로써 의미를 확장시킬 수 있으며 의도적으로 의미의 연결고리를 만들어 준다.
그래픽 오거나이저	그래픽 오거나이저 기법은 새로운 학습과 기존 학습을 요약, 정리하고 시각적으로 구조화하여 학습을 돕는다.

핵심예제 **075**

학습 상황에서 의미의 전이를 촉진하기 위한 전략의 일환으로 일지 쓰기 방법을 구체적으로 서술하시오.

모범답안 ....

- 학습의 마무리 단계에서 3~5분 정도의 시간을 활용하여 작성한다.
- 일지 쓰기의 효과를 최대화하기 위해서 각각의 수업에 따라 일지를 쓰는 것이 좋다.
- 일지의 내용에는 오늘 배운 것, 오늘 배운 것을 이미 알고 있는 것과 어떻게 연결시킬 수 있는지, 배운 것을 어떻게 활용할 수 있을지에 대한 내용을 포함한다.

 알아보기.

일지 쓰기

일지 쓰기는 학습자의 성찰을 촉진하기 위해 사용되는 대표적인 방법이며, 일지의 작성을 통하여 자신의 학습 경험을 보다 명확히 하고 내재화할 수 있다.

일지 쓰기는 경험 그 자체보다는 경험에 대해 되돌아봄으로써 이루어지는 것이 더욱 중요하며 학습자가 자신의 학습 과정과 감정의 기술을 통해 학습에 대해 비판적으로 사고할 수 있도록 도와 준다.

학습자는 일지를 작성함으로써 자신의 학습에 대한 자각과 자율성이 고취되며, 학습 내용을 복습하고 활용할 수 있는 기회를 확대할 수 있다. 또한, 학습자들이 학습에 대한 자신의 생각, 행동, 결정사항들에 대해서 지속적으로 반성하고 수정할 수 있는 기회를 제공할 뿐만 아니라 다른 사람과 상호작용을 하는 수단으로도 활용하여 질문에 대한 답을 얻고 조언을 들을 수도 있다.

핵심예제 **076**

뇌에 의미 형성을 촉진하기 위한 전략으로 피드백과 오류 교정은 매우 중요한 역할을 한다. 효과적인 피드백 방법에 대해 3가지 이상 서술하시오.

모범답안 ··

① 불시에 과제를 제시하는 것을 피한다.

② 포괄적인 피드백보다는 구체적인 피드백을 제공한다.

③ 경쟁을 부추기거나 상대적으로 비교하는 피드백을 피한다.

④ 문장, 말, 휴대폰 문자, 메일 등 다양한 형태로 피드백을 제공한다.

⑤ 과제에 초점을 두고 피드백을 하되 부분적이고 구체적으로 제시한다.

⑥ 약간의 부정적인 피드백을 가미하면서 주로 긍정적인 피드백을 제공한다.

⑦ 또래 교정, 짝 활동, 멘토 피드백, 협동학습, 체크리스트 등의 방법을 활용한다.

효과적인 칭찬 전략(Brophy, 1981)

- 수행 과정의 구체적 단계에서 제공한다.
- 즉각적이고 다양하며 신뢰성이 있어야 한다.
- 학습자의 주의를 과제 관련 행동에 집중시킨다.
- 칭찬은 반드시 행동의 결과에 수반되어 제공한다.
- 학습자의 능력이나 성취의 가치에 대한 정보를 제공해 준다.
- 어려운 과제에 많은 노력을 기울였거나 성취했을 때 제공한다.
- 현재 성취 수준을 설명하기 위해서 이전의 성취 수준을 이용한다.
- 수행과 노력 준거를 구체화시켜 그것을 달성했을 때 보상을 제공한다.
- 수행이 완료된 후에 과제 관련 행동에 대한 평가와 바람직한 귀인을 조장한다.
- 학습자가 자신의 과제 관련 행동과 문제 해결에 대한 사고를 잘 이해하도록 한다.
- 성공을 노력과 능력과 같은 내적 원인에 귀인시키고 미래에도 유사한 성공을 기대할 수 있음을 시사해 준다.

EQ(Emotional Quotient)라는 용어는 지능지수를 의미하는 IQ(Intelligence Quotient)에 대응하여 인간의 발달을 설명하기 위해 폭넓게 적용되어 왔다. 살로비와 메이어(Salovey & Mayer)가 제시한 정서지능의 4가지 범주를 쓰시오.

모범답안

① 정서의 지각, 평가, 표현
② 정서를 통한 사고의 촉진
③ 정서의 이해와 분석
④ 정서의 반영적 조절

심화해설

살로비와 메이어는 정서지능을 정서를 정확하게 지각하고 평가하고 표현하는 능력, 사고를 촉진시킬 수 있도록 정서를 생성할 수 있는 능력, 정서와 정서적 지식을 이해할 수 있는 능력, 그리고 정서적·지적 성장을 촉진시킬 수 있도록 정서를 조절할 수 있는 능력으로 개념화하였다.

더 알아보기

골맨(Goleman)의 정서지능

① 정서지능의 개념

우리 자신의 감정과 타인의 감정을 인식하고 우리 스스로에게 동기를 부여하며 자기 내부에서나 타인과의 관계 속에서 정서를 잘 다루는 능력

② 정서지능 영역

구성요소	내용	하위능력
자기 정서 인식	자신이 느끼는 감정을 재빨리 인식하고 알아차리는 능력	정서 인식, 정확한 자기 평가, 자신감
자기 정서 조절	인식된 자신의 감정을 적절하게 처리하고 변화시킬 수 있는 능력	자기통제, 신뢰, 성실성, 적응성, 혁신
자기 동기화	어려움을 참아 내어 자신의 성취를 위해 노력할 수 있는 능력	성취 추구, 조직 몰입, 주도성, 낙관성
타인 정서 인식	타인이 느끼는 감정을 자신의 것처럼 느끼고, 타인의 감정을 읽어내는 능력	타인 이해, 타인의 개발 조력, 봉사 지향, 다양성 추구, 정치적 인식
대인 관계 기술	인식한 타인의 감정에 적절하게 대처할 수 있는 능력	리더십, 의사소통, 영향력, 변화 촉진, 갈등 관리, 관계 형성, 협동과 협조, 팀 능력

핵심예제 078

학습 장면에서 주의 주기를 고려한 주의집중 전략을 3가지 이상 쓰시오.

① 주의집중 시간을 짧게 한다.

② 학습에서 선택할 수 있는 기회를 넓힌다.

③ 여러 감각이 개입되는 다양한 학습 경험을 제공한다.

④ 뇌의 양반구를 자극할 수 있는 교차체조를 활용한다.

⑤ 간단한 스트레칭 활동, 활력 주기 활동 시간을 갖는다.

⑥ 수업 시간에 해야 할 일을 많이 부과하여 바쁘게 움직이도록 만든다.

⑦ 보다 많은 무의식적 학습(포스터, 인물, 음악, 프로젝트)을 이용한다.

더 알아보기

주의 주기

• 하루 동안 주의 수준은 높은 상태와 낮은 상태가 주기적으로 변화하는 주의 주기를 갖는다.

• 학습자들은 대체로 늦은 아침과 이른 저녁에 집중을 잘하고 한낮이나 늦은 오후에는 집중이 떨어진다.

• 주의 주기가 낮은 단계에서는 부정적인 사고를 형성할 수 있으나, 높은 단계에서는 긍정적 사고로 바뀔 수 있다.

• 주의 주기는 '심리-인지적 주기'라 부르는 24시간 주기 리듬이다. 체온, 호흡, 소화, 호르몬 분비와 같은 우리 몸의 많은 기능들과 요소들은 매일 정점과 바닥을 오가는 주기를 경험한다. 이 주기는 수면-각성 주기와 관련된다. 이 주기는 햇빛 노출에 의해 결정되고 시상하부, 시각교차상핵, 송과체의 통제를 받는다. 24시간 주기 리듬은 학습 정보에 주의집중하는 능력을 조절한다(David A. Sousa, 2009).

• 심리-인지적 주기는 사춘기 이전과 성인이 같은 양상을 보인다. 청소년의 경우는 사춘기 이전과 성인의 주기 리듬보다 대략 1시간 늦게 시작한다. 이 주기는 청소년들이 22~24세쯤의 성인기로 들어설 때 이전 수준으로 돌아온다.

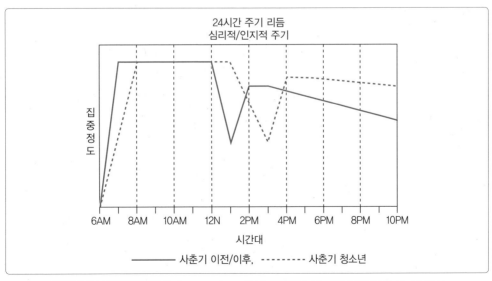

그림 **24시간 주기 리듬** (출처: David A. Sousa. 박승호 공역(2009). 뇌는 어떻게 학습하는가. 시그마프레스.)

켈러(Keller)가 제시한 주의집중을 위한 3가지 주요 전략을 기술하시오.

모범답안 ··

① 지각적 각성 전략은 흥미를 끌기 위해 무엇을 할 것인가와 관련된 전략으로, 새롭고 신기하면서도 기존의 것과 모순되거나 불확실한 사건을 활용하여 주의를 촉진한다.

② 탐구적 각성 전략은 탐구하는 태도를 어떻게 유발할 것인가와 관련된 전략으로, 질문, 역설, 도전적 사고를 유도함으로써 학습자에게 신비감을 주며 호기심을 증진시킨다.

③ 변화성 전략은 주의를 어떻게 지속시킬까와 관련된 전략으로 자료제시 형식, 구체적 비유, 흥미 있는 인간적인 사례, 예기치 못했던 사건들의 변화를 통해 흥미를 지속시킨다.

심화해설 ··

① **지각적 각성 전략**: 새롭고 놀라면서 기존의 것과 모순되거나 불확실한 사건 또는 정보를 교수상황에서 사용함으로써 학습자의 주의를 유발 또는 유지시키는 전략이다. 구체적인 예는 다음과 같다.

• 시청각 효과로서 각종 애니메이션과 삽화나 도표 및 그래프, 흰 공백, 다양한 글자체, 소리나 번쩍거림, 역상 문자 등을 사용할 수 있다.

- 일상적이지 않은 내용이나 사건들을 활용하는 것으로, 패러독스나 학습자의 경험과는 전혀 다른 사실을 제시한다든지 괴상한 사실 등을 사용하거나 믿기 어려운 통계들을 제시하는 것이 학습자의 주의를 끄는 효과적인 방법이다.
- 위의 두 가지 방법을 남용하면 비효과적일 수 있으므로 너무 많은 지각적 자극이나 주의를 분산시키는 자극은 피해야 한다.

② **탐구적 각성 전략**: 학습자에게 스스로 문제나 질문 등을 만들어 보도록 함으로써 정보 탐색 활동을 촉진하는 전략이다. 구체적인 예는 다음과 같다.
- 학습자에게 흔치 않은 비유를 해 보라고 요구한다든지 내용과 관련된 연상을 스스로 만들어보라고 함으로써 학습자의 능동적 반응을 유도한다. 질문-응답-피드백의 상호작용을 통해 적극적인 사고를 유도한다.
- 학습자 스스로 문제를 내고 풀어 보게 한 후 적절한 피드백을 제공하여 결과를 제시해 줌으로써 학습자가 자신의 지적 호기심을 계속적으로 유지하도록 도와주는 문제해결 활동을 구상하게 한다. 학습자에게 호기심을 충족시키는 학습 과제나 프로젝트 등을 선택하게 한다.
- 탐색 과정에서 문제 상황을 제시하면서 필요한 지식은 부분적으로만 제공해 줌으로써 학습자에게 신비감을 준다.

③ **변화성의 전략**: 교수의 요소들을 변화(교수 사태의 전개 순서상의 변화, 정보가 조직되고 제시되는 방식의 변화)시킴으로써 학습자의 호기심이나 흥미를 유지시키기 위한 전략이다. 구체적인 예는 다음과 같다.
- 교수의 한 단위를 간결하고 짧게 잡되 학습자의 주의 집중 시간에 따라 정보 제시, 연습, 시험 등의 다양한 형태를 적절히 사용한다.
- 강의 형태로 이루어지는 일방적인 정보 제시와 토론식 수업에서와 같은 상호작용식 교수 · 학습 기회를 적절히 혼합한다.
- 각 페이지 혹은 각 화면마다의 형태는 일관성이 있어야 하되 흰 공백, 그림, 표, 다른 글자 형태 등을 사용하여 적절한 변화를 준다.
- 어떤 다양성의 방식을 사용하든지 그 방식이 교수목표와 수업의 주안점을 가르치는 것과 기능적으로 통합되도록 한다.

핵심예제 **080**

학습 상황에서 기억을 강화하기 위한 전략으로 초두-최신 효과의 개념과 활용 방안에 대해 서술하시오.

모범답안

초두-최신 효과는 학습 상황에서 처음 배운 것을 가장 잘 기억하고, 마지막에 배운 것을 두 번째로 기억하고 중간에 배운 것을 잘 기억하지 못하는 것을 말한다.

이를 활용하면 학습 시간 초기에는 새로운 정보나 정확한 정보를 제시하고 학습 중간에는 새로운 정보를 제시하기보다는 연습과 검토의 기회를 주며 마지막 시간은 이해와 의미를 결정하는 중요한 기회이기 때문에 마무리 전략을 사용한다.

심화해설

다음 그림은 40분 동안의 학습 상황에서 초두-최신 효과가 파지에 어떤 영향을 미치는지를 보여 준다. 파지(retention)는 학습한 것을 미래에 정확하게 회상할 수 있도록 장기기억으로 보존하는 과정을 의미한다. 파지 정도는 학습자의 집중 정도, 시연의 길이와 유형, 귀인성향, 학습 양식, 선행학습을 포함하는 다양한 요인들에 의해 영향을 받는다.

이 그래프는 쌍봉 곡선이고 각 봉우리는 그 시간대에서 파지가 가장 잘 되는 정도를 나타낸다. 비효율적인 시간대는 파지가 가장 잘 되지 않는 시간대이다. 이 시간대는 파지가 발생하지 않는다는 것이 아니라 파지하기 어려운 시간대라는 것을 의미한다. 이러한 초두-최신 효과를 활용하여 처음과 마지막 시간을 최적의 학습 시간대로 활용하는 것이 좋다.

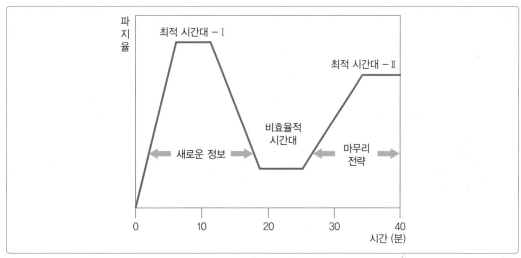

그림 **학습하는 동안의 파지** (출처: Sousa, 2009)

핵심예제 081

정보를 장기기억으로 저장하여 학습이 이루어지도록 하기 위해서는 받아들인 정보를 더욱 강화하고, 오래 유지하면서 기존의 기억 정보와 통합시킬 수 있는 전략이 필요하다. 이와 관련하여 기억력을 향상하기 위하여 활용할 수 있는 방법 및 전략을 3가지 이상 쓰시오.

모범답안 ....

① 장소법
② 약문법
③ 약어법
④ 핵심단어법
⑤ 조직화 전략
⑥ 기계적 시연 전략
⑦ 정교화 시연 전략

① 장소법

일련의 항목을 친숙한 경로와 연결시키는 방법이다. 장소법은 시각 자료를 언어 자료와 연결하고, 각각의 중요 장소는 추가적인 인출 단서로 사용됨으로써 기억 효과를 높인다. 예를 들어 시험을 치르기 위해 많은 목록이 주어졌을 때, 자신에게 익숙한 중요 장소(슈퍼, 학교, 학원 등)로 나누어 암기해야 할 목록을 각각의 중요 장소에 덧붙여 상상한다.

② 약문법

어떤 주제나 개념을 한 단어 또는 한 구절로 만들어서 각 단어를 보고 암기 내용을 떠올리게 하는 방법이다.

③ 약어법

어떤 주제나 개념을 한 단어 또는 한 구절로 만들어 암기한다.

④ 핵심단어법

새로운 단어를 이미 알고 있는 어떤 것과 관련지어 기억하는 방법으로 언어 학습에 유용하다.

⑤ 조직화 전략

기억하려는 정보들을 일관성이 있는 범주로 묶는 전략으로, 잘 조직된 정보는 따로따로 떨어진 별개의 정보들보다 학습하기 쉽고 기억하기 쉽다. 표, 위계도, 개요, 개념도의 작성 등은 조직화 전략의 예이다.

⑥ 기계적 시연 전략

기계적 시연은 주어진 정보, 기술, 행동 등을 의식적으로 반복하는 것을 말한다. 예를 들어 전화번호나 주소를 암기하거나 농구 슛 동작을 익힐 때 사용된다.

⑦ 정교화 시연 전략

정교화 시연은 정보에 의미를 부여하고 연관성을 찾는 방법으로, 정보 이해 수준을 높이고 오래 기억하기 위해 정보를 정교하게 학습하도록 유도한다.

핵심예제 082

동기는 뇌를 움직여 행동으로 연결하는 핵심으로 목표 지향 활동이 유발되고 유지되는 심리적 과정이다. 다음 물음에 답하시오.

(1) 내재적 동기와 외재적 동기의 개념을 쓰시오.

(2) 학습 상황에서 내재적 동기를 향상시키기 위한 방안을 2가지 이상 기술하시오.

모범답안 ....

(1) 내재적 동기와 외재적 동기의 개념

① 내재적 동기는 어떤 활동 그 자체를 위해 그 활동을 하고자 하는 동기로서, 학습 활동을 하는 과정에서 스스로 느끼게 되는 도전감이나 성취감과 같이 개인의 내적 요인과 수행하는 과제 자체에 의하여 동기화되는 것을 말한다.

② 외재적 동기는 학습 활동 그 자체보다 그것에 수반되는 보상, 칭찬, 벌의 회피 등과 같이 원하는 결과를 가져올 수 있을 것으로 믿기 때문에 그 일을 하는 것을 말한다.

(2) 내재적 동기를 향상시키기 위한 방안

① 도전: 중간 정도의 도전성을 가진 과제를 제공함으로써 학습자들이 과제를 완성할 수 있다는 효능감을 갖도록 한다.

② 호기심: 놀랍거나 모순되는 정보를 제공해 학습자 자신이 가진 지식과의 격차를 줄이고자 하는 동기를 갖게 한다.

③ 통제: 학습자가 스스로 선택할 수 있는 기회를 제공하고 자신의 학습 결과를 스스로 통제하고 있다는 느낌을 갖게 한다.

④ 상상: 시뮬레이션과 게임과 같은 가상의 세계를 통해 상상하게 한다.

📡 더 알아보기 ●

내재적 동기와 외재적 동기의 특징

• 개인적 흥미와 상황적 흥미 자체는 내재적 동기나 외재적 동기 그 어느 쪽과도 연관이 있다.
• 어떠한 활동에 대해 두 동기가 각각 독립적으로 높거나 낮거나 중간 정도일 수 있다.
• 내재적 동기와 외재적 동기는 시간과 맥락에 의존하여 같은 활동이라도 사람에 따라 내재적으로 동기화될 수 있고 외재적으로 동기화 될 수 있다.
• 내재적 동기는 학습을 향상시키는 활동에 더 몰두하게 한다.
　－ 내재적 동기를 가진 학습자는 수업에 주의를 기울이고, 새로운 정보를 시연하며, 내용을 구조화하고 획득한 기술과 지식을 다른 맥락에 적용한다.
　－ 내재적 동기를 가진 학습자는 학습에 대한 자기효능감을 경험한다.
　－ 향상된 학습은 다시 내재적 동기를 촉진시키게 된다.
• 내재적 동기를 갖고 있는 것에 외재적 보상을 제공하게 되면 내재적 동기가 감소할 수 있다.

핵심예제 083

훈련 목표를 능동적으로 설정하는 것은 동기유발의 중요한 원천이며 훈련 성과 향상에도 영향을 미친다. 훈련자가 훈련 목표를 효과적으로 설정할 수 있도록 훈련 목표 설정 방법을 기술하시오.

모범답안

① 분명하고 구체적인 목표를 설정할 수 있도록 한다.

② 근접목표와 미래목표를 모두 설정할 수 있도록 한다.

③ 도전적이고 도달 가능한 수준의 목표를 설정할 수 있도록 한다.

더 알아보기

숙달목표와 수행목표

학습자가 설정한 성취목표의 유형은 과제 지속성과 문제해결 노력에 영향을 준다. 성취목표의 유형은 크게 숙달목표와 수행목표로 구분할 수 있다. 숙달목표는 내용을 배우고 숙달하는 데 초점을 두는 반면, 수행목표는 능력을 보이고 좋은 성적과 보상을 획득하거나 다른 사람보다 더 잘하는 것에 초점을 둔다.

정의	숙달목표	수행목표
성공의 의미	향상, 진보, 숙달, 창의성, 혁신, 학습	높은 점수, 상대적으로 높은 성취, 표준화 검사의 높은 성취, 수단을 가리지 않는 승리
가치기준	노력, 도전적 과제의 시도	실패 회피
노력의 이유	학습 활동에 대한 내재적이고 개인적인 의미	자신의 가치 과시
평가준거	절대적 기준, 진보의 증거	규준적, 사회적 비교
실수	학습의 일부	실패, 능력 부족의 증거
정서	노력으로 인한 성공에 대한 자부심과 노력 부족에서 오는 실패에 대한 죄책감, 학습에 대한 긍정적인 태도	실패 후의 부정적 정서
인지	계획, 인식, 자기 점검과 같은 자기조절 전략 사용	표면적이고 기계적인 학습 전략 사용
행동	도전 과제의 선택, 새로운 과제에 대한 개방적이고 모험적인 태도	쉬운 과제의 선택, 새로운 것을 시도하려는 의지 부족

핵심예제 **084**

켈러(Keller)가 학습자의 동기가 유발되기 위한 조건으로 제시한 4가지 요인을 쓰시오.

① 주의
② 관련성
③ 자신감
④ 만족감

켈러는 학습자의 동기가 유발되기 위한 조건으로 주의(attention), 관련성(relevance), 자신감(confidence), 만족감(satisfaction)을 제안하고, 이를 ARCS로 약칭하였다.

① 주의(attention)

주의 전략은 학습자가 주의를 유발하고 유지하기 위한 전략으로, 중요한 것은 일관성, 신기함, 변화성의 적절한 균형을 갖는 것이다. 주의의 구성 요인에는 지각적 각성, 탐구적 각성, 변화성이 있다.

② 관련성(relevance)

관련성 전략은 학습 내용을 학습자의 환경, 흥미, 목적 등에 연결하는 방법이다. 학습자는 학습 내용이 자신과 관련되어 있을 때 학습을 위해 더욱 노력하게 되고, 반면에 학습자가 어떤 관련성도 지각하지 못한다면 학습 동기를 유발하기 어렵다. 관련성의 구성 요인에는 목적 지향성, 동기 부합성, 친밀성이 있다.

③ 자신감(confidence)

자신감 전략은 학습자에게 자신감을 심어 주는 전략으로, 성공에 대한 목표와 긍정적인 기대감을 심어 주고 새로운 능력을 획득할 수 있다는 자신감을 고취시켜 주는 것이 중요하다. 자신감의 구성 요인에는 학습 요건, 성공 기회, 개인적 통제가 있다.

④ 만족감(satisfaction)

만족감 전략은 학습자들이 자신의 학습 경험에 대해 만족하고 계속적으로 학습하려는 욕구를 가지도록 하는 방법이다. 만족감의 구성 요인에는 내적 강화, 외적 보상, 공정성이 있다.

훈련자에게 성공에 대한 목표와 긍정적인 기대감을 심어 주고 새로운 능력을 획득할 수 있다는 자신감을 고취하기 위한 활동 전략의 예를 2가지 이상 쓰시오.

모범답안

① 훈련자에게 적절한 도전 수준을 제시한다.
② 자신만의 훈련방법을 고민할 기회를 제공한다.
③ 훈련자에게 자신의 목표를 적어 보는 기회를 제공한다.
④ 자신의 속도에 맞추어 훈련할 수 있는 기회를 부여한다.
⑤ 단순한 내용에서 복잡한 내용으로 계열화하여 제시한다.
⑥ 자신의 훈련성과를 보여 주는 방법을 선택할 기회를 준다.
⑦ 훈련의 개선에 대한 학습자의 아이디어를 제시할 기회를 준다.
⑧ 훈련내용은 명확하고 따라하기 쉬운 순서로 내용을 조직한다.
⑨ 훈련 후 성공적인 증거로 어떤 행동이 나타날지 분명하게 말해 준다.

더 알아보기

자신감 고취 전략

학습자에게 자신감을 심어 주는 전략으로, 성공에 대한 목표와 긍정적인 기대감을 심어 주고 새로운 능력을 획득할 수 있다는 자신감을 고취시켜 주는 것이 중요하다. 자신감 전략의 구성 요인에는 학습 요건, 성공 기회, 개인적 통제가 있다(Keller, 1983, 1984).

학습 요건	학습자가 수업을 통하여 수업목표를 성공적으로 성취할 수 있다는 긍정적 기대감을 갖게 한다. 수업을 위한 성공 요건과 평가준거를 설명함으로써 학습자들의 성공에 대한 믿음과 긍정적 기대감을 확립한다.
성공 기회	학습자 자신의 역량에 대한 믿음을 향상시키는 것으로, 학습의 성공을 증가시키는 많은 다양한 도전적인 경험을 제공한다.
개인적 통제	학습자의 자신감을 향상시키기 위하여 학습자 스스로 부분적으로 유의미한 개인적 통제를 할 수 있도록 수업을 조직한다.

핵심예제 **086**

ADDIE 모형의 절차에 따라 두뇌훈련 프로그램을 개발하고자 한다. ADDIE 모형 5단계를 쓰고, 1단계에서 진행되는 주요 활동을 서술하시오.

모범답안

① ADDIE 모형 5단계: 분석 → 설계 → 개발 → 실행 → 평가

② 1단계는 분석 단계로, 이 단계에서는 훈련대상이 어떤 특성을 가졌는지, 훈련내용은 무엇인지, 훈련환경은 어떠한지 등에 대한 분석 활동을 한다. 주요 활동으로 요구 분석, 훈련자 분석, 훈련내용 분석, 훈련환경 분석, 훈련목표 설정 등이 있다.

더 알아보기

ADDIE 모형은 실즈와 리치(Seels & Richey, 1994)가 개발한 것으로, 교수설계 모형 중에서 가장 일반적으로 활용되고 있다. ADDIE 모형은 분석(Analysis), 설계(Design), 개발(Development), 실행(Implementation), 평가(Evaluation)의 영어 머리글자를 따서 만든 명칭으로, 대부분의 교수설계 모형에서 찾아볼 수 있는 기본적 활동들로 구성되어 있다.

ADDIE 모형 5단계

단계	주요 활동
분석(Analysis)	요구 분석, 학습자 분석, 학습내용 분석, 학습환경 분석, 수업목표 설정
설계(Design)	수업목표의 명세화, 평가도구 결정, 계열화, 교수전략 및 매체 선정
개발(Development)	교수-학습 자료 개발, 형성평가 실시, 개발된 자료들의 제작
실행(Implementation)	개발된 학습 자료를 활용하여 실제 수업이 이루어지는 단계
평가(Evaluation)	수업의 질과 효과성에 대한 평가

훈련자가 훈련목표를 달성하기 위해서는 자신이 설정한 목표를 달성하도록 인지, 행동, 정서를 유발하고 유지하는 자기조절을 지속적으로 실천하는 것이 중요하다. 지머맨(Zimmerman)이 제시한 자기조절의 순환성 모델 3단계를 쓰시오.

모범답안

① 계획
② 수행통제
③ 자기성찰

심화해설

① 계획

- 계획 단계는 목표를 설정하고 학습과 동기 전략을 선택하는 등 수행을 위한 준비 과정이다.
- 구체적인 학습 전략에 관한 지식, 전략을 실행할 수 있는 절차적 지식, 전략이 활용되어야 하는 조건과 맥락에 관한 지식이 필요하다.

② 수행통제

- 수행통제 단계는 학습하는 동안 나타나는 과정으로 주의와 행동에 영향을 끼친다.
- 학습 및 환경 조건을 관리할 다양한 전략을 이용한다.
- 현재 진척 상황을 점검하고 수행 상황을 평가해 보고 성취 노력에 비추어 도달된 목표를 비교해 본다.

③ 자기성찰

- 자기성찰 단계는 수행 후에 나타나며 자신의 노력 여부에 대해 반응한다.
- 학습 개선을 위한 안목을 가지고 자신의 수행을 평가한다.
- 운과 같은 통제 불가능한 변인보다 통제할 수 있는 변인으로 귀인하는 것이 바람직하다.

핵심예제 **088**

에릭 젠슨(Eric Jensen)이 두뇌특성을 고려하여 제시한 7단계의 학습 단계를 쓰시오.

모범답안

① 1단계: 사전 노출

② 2단계: 준비

③ 3단계: 시작과 습득

④ 4단계: 정교화

⑤ 5단계: 부화와 기억 부호화

⑥ 6단계: 확증과 자신감 확인

⑦ 7단계: 축하와 통합

심화해설

① **1단계: 사전 노출**

학습을 실제로 시작하기 전에 미리 간략하게 개요를 뇌에 소개하는 단계로, 학습자들이 학습에 참여하기 전에 학습할 내용을 간접적으로 접할 기회를 제공함으로써 두뇌의 무의식적인 처리를 적극적으로 활용한다.

② **2단계: 준비**

흥미를 유발하는 단계로, 학습자의 호기심과 열정을 불러일으키는 데 관심을 기울인다. 학습할 준비 상태를 갖추고 학습내용과 학습자를 자연스럽게 관련시키는 데에 목적을 둔다.

③ **3단계: 시작과 습득**

학습자가 학습내용을 적극적으로 처리하기 시작하는 몰입의 단계로, 단편적 내용이 아닌 다양성과 연계성을 지닌 복합적인 의미를 제공함으로써 학습자가 학습내용에 몰입하도록 한다.

④ **4단계: 정교화**

진정한 사고를 필요로 하는 단계로, 학습내용을 적극적으로 처리하고 몰입하는 과정을 거친다. 진지한 학습으로 들어서며 학습자가 자유롭게 의견을 제시할 수 있도록 한다.

⑤ **5단계: 부화와 기억 부호화**

휴식과 복습이 중요해지는 단계로, 뇌는 시간이 흐름에 따라 효과적으로 학습하기 때문에 학습내용을 공고화하고 내적 처리를 위한 시간을 갖는다.

⑥ **6단계: 확증과 자신감 확인**

학습자 스스로 학습과정을 확인하는 단계로, 학습한 내용을 모형이나 비유로 나타낼 수 있는 기회를 갖는다.

⑦ **7단계: 축하와 통합**

즐거운 축하자리를 마련함으로써 학습에 대한 호감을 유발하고, 학습내용에 대한 의미를 재발견하는 단계로, 학습에 대한 긍정적 정서 유발이 핵심이 되는 단계이다.

핵심예제 **089**

데일(Dale)은 교수매체로 활용되는 시각 자료의 사실성의 정도에 따라 구체적인 것에서 추상적인 것으로 제시하는 호반(Hoban)의 모형을 확장하여 경험의 원추(Cone of Experience) 모형을 제시하였다. 데일이 경험의 원추 모형에서 제시한 학습자의 경험의 3단계를 쓰시오.

모범답안

행동적 단계, 영상적 단계, 상징적 · 추상적 단계

심화해설

데일은 경험의 원추 모형에서 학습자의 경험을 행동적 단계, 영상적 단계, 상징적 · 추상적 단계로 나누고, 학습자의 경험을 직접적 경험에서 간접적 경험을 거쳐 최종적으로 그 사건을 표현하는 언어적 상징에 도달하는 형태로 배열하였다. 이는 학습 경험의 구체성과 추상성의 정도에 따라 교수방법의 형태가 달라져야 한다는 것을 시사한다.

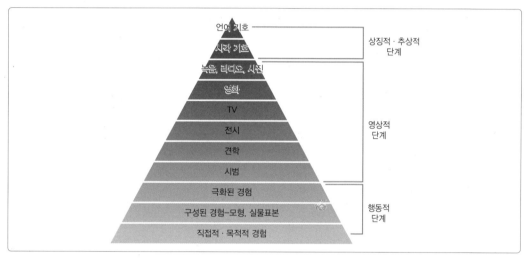

그림 Dale의 경험의 원추 모형

핵심예제 090

임산부 대상으로 '우리 아이 건강한 두뇌 발달'을 주제로 1시간 특강을 진행하고자 한다. 다음 물음에 답하시오.

(1) 태아의 발달에 영향을 미치는 요인 중 지적 장애를 일으킬 수 있는 대표적인 요인 5가지를 쓰시오.

(2) 임산부들의 심리적 안정을 위해 일상생활에서 실천할 수 있는 방법으로 마음챙김명상법을 소개하고자 한다. 마음챙김명상에 대해 간단히 설명하시오.

(1) ① 알코올 ② 약물 ③ 흡연 ④ 방사능 ⑤ 환경오염 물질

(2) 마음챙김명상은 지금 이 순간 바로 이곳에서 나타나고 있는 경험에 대해 그것이 유쾌하거나 불쾌하거나에 상관없이 오직 호기심과 관심을 갖고 열린 마음 자세로 깨어 살펴 보는 것이라 할 수 있다. 즉, 현재 일어나고 있는 경험에 대해 깨어있는 마음으로 바라보는 것이다.

혈액과 영양소가 산모에게서 태아로 흘러가는 태반을 통해 발달하는 태아는 많은 물질에 노출된다. 산모가 섭취하는 영양소는 태아의 발달을 위해 필수적이지만, 일부 물질은 태아에게 독이 되고 지적 장애를 일으킬 수 있다.

① 알코올: 산모가 알코올을 장기간 섭취하면 아기가 과잉행동, 주의 저하, 학습과 기억 및 정서적인 문제와 장애가 나타나는 태아알코올증후군을 갖고 태어날 수 있다.

② 약물: 일부 진통제와 여드름 치료제는 태아와 영유아의 기형 발생과 신경계 손상에 영향을 미칠 수 있다. 코카인과 헤로인 등의 마약류는 뇌의 기능 이상, 신체 결함, 호흡 곤란 문제를 일으킬 수 있다.

③ 흡연: 산모의 흡연은 영아 돌연사, 출산 시 아기의 저체중, 소아천식, 영아기 때 주의와 시지각 처리 및 언어 기능에 문제가 발생할 위험을 증가시킨다. 니코틴은 혈관을 수축시켜 영양분의 전달을 줄여서 태아의 성장을 지연시키고 혈류의 일산화탄소의 농도를 높여서 중추신경에 손상을 입힐 수 있다.

④ 방사능: 태아기에 방사능에 노출되면 유산, 뇌 손상, 신체 기형, 신체 발달 지체의 가능성이 급격히 증가한다. 산업현장에서의 방사능 누출과 의료 X선에서 나오는 낮은 수준의 방사능도 소아암의 위험을 증가시킬 수 있다.

⑤ 환경오염물질: 임산부의 해산물 섭취를 통해 태내 수은에 노출되면 영유아의 인지와 언어장애, 신체 기형을 낳을 수 있다.

핵심예제 091

강의법을 활용하여 청소년기 자녀를 둔 학부모를 대상으로 아래와 같이 특강을 진행하고자 한다. 다음 물음에 답하시오.

- 강의 제목: 『10대의 뇌 이해하기: 우리의 10대들은 도대체 왜 그럴까?』
- 강의 대상: 10대 자녀를 둔 학부모 30명
- 강의 시간: 1시간

(1) 청소년기 뇌와 신체의 발달 특성을 3가지 이상 기술하시오.

(2) 강의 시 청중의 주의 집중을 유지하기 위한 방안을 3가지 이상 서술하시오.

모범답안

(1) 청소년기 뇌와 신체의 발달 특성

① 전두엽과 다른 뇌 부위 간 연결이 강화되면서 의사소통이 확대되고 빨라진다.

② 청소년기 뇌의 변화는 집행 기능, 추론, 문제해결, 의사결정 등의 인지 발달을 돕는다.

③ 뉴런은 흥분성 신경전달물질에 더 반응적으로 되며, 정서적 반응성과 보상 추구가 높아진다.

④ 대뇌피질에서 시냅스의 가지치기가 계속되며, 자극을 받은 신경섬유의 성장과 수초화가 촉진된다.

⑤ 뇌의 정서·사회 연결망의 변화는 전두엽의 인지 제어 연결망의 변화를 앞서기 때문에 정서와 충동의 통제에서 어려움을 겪는다.

⑥ 뇌 연결이 성인에 비해 덜 효과적이기 때문에 충동 억제, 계획, 만족 지연이 필요한 과제에서 완전히 성숙된 자기조절을 하지 못한다.

⑦ 신체의 성장이 급등하고 완성된다. 소녀는 근육보다 지방이 증가하고 소년은 체지방이 감소하고 근육이 증가한다.

⑧ 호르몬 변화가 시작되어 사춘기에 2차 성징이 나타난다.

(2) 주의 집중 유지 방안

① **자극의 다양화**: 변함없는 목소리의 크기, 움직임이나 몸짓의 결핍, 일관된 문법적 구조, 예측 가능한 가시적인 언어 형태, 진부한 표현 등은 주의 집중을 유지하기 어렵게 한다. 획일적인 자극 제시에서 벗어나 신선하고 다양한 자극을 적극 활용할 필요가 있다.

② **의사소통 경로의 변화**: 언어적 자극에서 멀티미디어 자료, 그림, 칠판 등의 매체를 사용하여 시각적 자극으로 전환함으로써 학습자의 반응 형태와 주의 집중 기제를 변화시킬 수 있다.

③ **신체적 활동**: 신체 활동이나 휴식 시간을 제공함으로써 주의력을 향상시킬 수 있다.

④ **열정**: 열정적인 교육자의 특징은 몸짓이나 다양한 억양, 빈번한 시선 접촉을 유지하고, 강단에서 자주 이동하며, 유머와 생동감 있는 사례를 자주 사용한다.

⑤ **유인물**: 강의 내용과 관련된 유인물은 학습자들에게 필기의 부담을 줄여 준다.

핵심예제 092

방과 후 교실에서 4~6학년 초등학생 15명을 대상으로 '신비한 두뇌 탐험'을 주제로 소집단 협동학습을 진행하고자 한다. 다음 물음에 답하시오.

(1) 소집단 협동학습의 장점과 단점을 각각 3가지 제시하시오

(2) 효과적인 소집단 편성 방법을 기술하시오.

모범답안

(1) 소집단 협동학습의 장점, 단점

① 장점

- 교과에 대한 지식이 증대된다.
- 타인에 대한 이해를 확장하게 된다.
- 자신의 자원을 통제할 줄 알게 된다.
- 협동을 매우 가치 있게 생각하게 된다.
- 부분적 역할을 통해 결과를 나누어 갖는다.
- 다른 사람의 자원을 활용하는 것을 배운다.
- 학습하는 것을 배우는 학습 기능을 터득한다.
- 과제에 대한 적절한 기질, 성향, 태도 등을 개발한다.

② 단점

- 똑같이 잘못 이해할 수 있다.
- 또래에 의존하는 성향이 강해질 수 있다.
- 의도적으로 집단에 기여하지 않을 수도 있다.
- 학습보다 집단 과정만을 더 소중히 생각할 수 있다.
- 자신을 방어하고 보호하는 전략과 기능만을 키울 수 있다.
- 능력이 떨어지는 학습자는 집단에서 불필요한 존재라고 느낄 수 있다.

(2) 소집단 편성 방법

소집단은 4~6명 정도의 이질적 구성원으로 편성하는 것이 효과적이며, 근접 발달 영역 내에서 도움을 줄 수 있는 구성원으로 편성한다. 혼합 능력 집단 혹은 혼합 연령 집단이 더 효과적이다.

핵심예제 093

초등학교 4~6학년 학생들을 대상으로 집중력 향상을 위한 두뇌훈련 프로그램을 지도하려고 할 때, 보다 효과적으로 프로그램을 진행할 수 있도록 교수매체를 활용하고자 한다. 다음 물음에 답하시오.

(1) 교수매체의 일반적인 효과를 3가지 이상 기술하시오.

(2) 교수매체를 효과적으로 활용하기 위한 6단계 절차를 쓰시오.

(1) 교수매체의 효과

① 학습 경험을 구성할 수 있다.

② 학습 효과를 증진시킬 수 있다.

③ 수업을 효율적으로 운영할 수 있다.

④ 주의를 집중하고 동기를 유발할 수 있다.

⑤ 새로운 교수학습 방법을 실현할 수 있다.

⑥ 학습자의 인지 능력을 향상시킬 수 있다.

(2) 교수매체의 활용 절차

① 학습자 분석

② 목표진술

③ 교수방법 · 매체 · 자료의 선정

④ 교수매체의 활용

⑤ 학습자의 참여 유도

⑥ 평가와 수정

교수매체는 교수활동에 필요한 일련의 사항을 학습자에게 조직적으로 전달하기 위해 사용하는 매체를 의미한다. 교수매체는 교수활동 시 내용을 보충하는 보조 자료라는 협의의 개념이 아니라 교수학습 과정에서 교육 목적을 달성하기 위한 교육자와 학습자 간에 사용되는 모든 수단을 의미한다. 교재, 칠판, 스크린은 물론 학습 환경, 시설 등 모두를 포함하는 포괄적이고 종합적인 개념이다.

다음을 읽고 물음에 답하시오.

직장인 H(45세)는 지난 3개월 동안 업무상 과도한 스트레스로 잠을 이루지 못할 때가 많았다. 최근 들어서는 자주 깜빡하는 등 기억력이 부쩍 감퇴되어 업무를 진행하는 데 어려움이 많아졌다. 브레인트레이너가 진단한 결과, 근육 긴장과 정서 불안이 관찰되었으며 스트레스 검사 지수가 매우 높게 나타났다.

(1) 과도한 스트레스가 뇌에 미치는 영향을 기술하시오.

(2) 직장인 H와 같이 업무상 스트레스를 많이 받는 직장인 4~6명을 대상으로 스트레스를 완화하기 위한 점진적 이완훈련 1회기(60분) 훈련지도안을 작성하시오. (단, 훈련장소, 훈련매체에 제한사항은 없는 것으로 가정한다.)

모범답안 ··

[1] 뇌가 지속적으로 스트레스를 받을 경우, 뇌는 스트레스 호르몬을 계속 분비하도록 신체에 신호를 보낸다. 스트레스 호르몬인 코티졸이 체내에 장기간 분비될 경우 학습과 기억을 담당하는 해마가 손상된다. 과도한 스트레스는 인지기능을 저하시켜 기억력, 사고력, 문제해결력, 패턴 인지 능력을 방해할 수 있다.

[2] 훈련지도안

① **훈련명**: 스트레스 완화하기

② **훈련목표**
- 스트레스가 인체에 미치는 영향을 설명할 수 있다.
- 점진적 이완법의 동작을 정확하게 수행할 수 있다.

③ **준비물**: 체조음악, 명상음악, 질문지, 훈련일지 양식

④ **유의사항**
- 분위기에 알맞은 음악을 사용한다.
- 훈련상황에 대해 적절한 피드백을 제공한다.
- 적극적으로 활동에 참여할 수 있도록 격려한다.
- 초보자가 동작을 무리하게 따라하지 않도록 안내한다.

⑤ 훈련지도안

단계	훈련내용	훈련방법		훈련매체 및 유의점
		트레이너 활동	훈련자 활동	
도입 (10분)	동기유발 훈련목표	• 만성적인 스트레스가 인체에 미치는 영향에 대해 설명과 함께 훈련자 자가 진단을 실시하여 훈련에 대한 동기유발 • 훈련목표 설명하기	• 자가 진단 실시 • 훈련목표 확인	자가 진단 질문지 준비
전개 (40분)	훈련준비	• 훈련자들의 자가 진단에 대해 피드백을 해주고 이완법 효과 설명하기 • 이완법 훈련에 들어가기 전 스트레칭 체조로 몸 풀어 주기	• 자가 진단 피드백 듣기 • 이완법 효과를 이해하기 • 스트레칭 체조 수행	스트레칭할 때 몸의 감각에 집중할 수 있도록 안내함
	점진적 이완법의 이해	• 점진적 이완법의 원리 설명하기 ※ 점진적 이완법의 원리를 자각할 수 있는 간단한 체험 병행 • 점진적 이완훈련 자세 설명하기 • 점진적 이완훈련 유의점 설명하기	• 긴장/이완 체험 • 설명을 듣고 이해	근육 긴장과 이완의 느낌을 명확하게 자각할 수 있도록 간단한 체험을 실시함
	점진적 이완훈련	• 먼저 근육을 수축시킨 다음 다시 원상태로 풀어 주는 방식으로 진행하기 • 신체 말단에 있는 근육에서부터 시작하여 중앙에 위치한 근육으로 옮겨가게 하기 • 발과 종아리, 척추, 어깨, 손과 팔, 머리와 목, 얼굴 등 몸 전체가 이완될 수 있도록 안내하기	트레이너의 지시에 따라 점진적 이완훈련 실시하기	• 이완 음악 활용 • 근육을 긴장시킬 때는 들이마시는 호흡을 하고 이완시킬 때는 내쉬는 호흡을 함
	호흡과 명상	• 반가부좌상태로 앉게 한 후, 조용히 눈을 감게 하고 저절로 일어나는 호흡에 집중하게 하기 • 편안하게 누워 충분히 이완할 수 있게 하기 • 마무리 체조: 몸털기, 기지개 켜기, 손뼉치기 등 가벼운 체조로 훈련을 마무리하기	트레이너의 지시에 따라 호흡·명상 및 마무리 체조를 실시하기	호흡·명상 시 차분한 음악을 활용하고 체조 시 경쾌한 음악을 활용함
정리 (10분)	활동 나눔 내용 정리 과제 부여 및 차시 예고	• 훈련자들이 훈련의 느낌 공유하기 • 훈련내용을 간단하게 요약·정리하기 • 점진적 이완훈련 일지 쓰기 과제 부여 및 다음 차시 예고하기	• 활동 내용을 돌아보고 자신의 몸과 마음에서 일어난 느낌을 이야기하기 • 훈련내용을 요약·정리 경청하기 • 과제 확인하기 및 다음 차시 숙지하기	훈련일지 양식 준비

다음을 읽고 물음에 답하시오.

> 직장인 L(40세)은 하루 종일 컴퓨터 앞에 앉아 업무를 보다 보니 목을 앞으로 빼는 자세를 할 때가 많아 졌고, 목과 어깨의 근육이 경직되어 뻐근한 통증을 자주 느꼈다. 최근 들어 부쩍 머리가 무겁고 멍하며, 눈도 침침할 때가 많아졌다.

(1) 자세가 틀어지고 목과 어깨의 근육이 경직되는 것이 뇌에 미칠 수 있는 영향을 쓰시오.

(2) 위의 사례와 비슷한 경험을 하고 있는 직장인 10~15명을 대상으로 스트레칭 동작을 활용하여 긴장 이완 및 집중력 향상을 위한 훈련지도안 1회기(50분)를 작성하시오.

〈지도안 작성 시 참고사항〉
− 움직임, 음악, 긴장이완 등 다양한 두뇌훈련 촉진요소를 활용한다.
− 훈련장소, 훈련매체에 제한사항은 없는 것으로 가정한다.

모범답안

(1) 심장에서 뇌로 가는 혈관 가운데 가장 압박을 받기 쉬운 부위가 목을 통과하는 혈관이다. 목과 어깨 근육이 굳게 되면 뇌로 혈액순환이 원활하지 않게 되어 뇌에 산소와 영양이 충분히 공급되지 않을 수 있다. 뇌 속의 산소와 영양소가 부족해지면 집중력이 저하되는 등 뇌의 전반적인 기능 저하가 나타날 수 있다.

(2) 훈련지도안 작성
① **훈련명**: 긴장 이완 및 집중력 향상 훈련하기

② **훈련목표**
- 목과 어깨의 근육경직이 뇌에 미치는 영향을 설명할 수 있다.
- 근육긴장을 완화하는 스트레칭 동작을 할 수 있다.

③ **준비물**: 체조음악, 명상음악, PPT 자료, 활동지 양식

④ **유의사항**
- 초보자가 동작을 무리하게 따라하지 않도록 안내한다.
- 적극적으로 활동에 참여할 수 있도록 격려한다.
- 훈련상황에 대해 적절한 피드백을 제공한다.
- 분위기에 알맞은 음악을 사용한다.

⑤ 훈련지도안

단계	훈련내용	훈련활동		훈련자료 및 유의점
		트레이너	학습자	
도입 (10분)	동기유발 훈련목표	• 건강 박수 시범을 보이고 실시하기 • 자세와 근육경직이 뇌에 미칠 수 있는 영향 설명하기 • 훈련목표 안내 • 참여규칙 안내	• 건강 박수 치기 • 설명 경청하기 • 훈련목표 확인 • 참여규칙에 동의	• 참여규칙 준수 약속을 받음 • 참여규칙을 게시판에 부착
전개 (30분)	나의 몸 점검하기 (5분)	• 자세 점검하기 • 몸의 유연성 검사하기: 등 뒤로 손잡기, 양손 엇갈려 깍지끼고 팔펴주기, 앉아서 윗몸앞으로굽히기	• 트레이너의 시범을 보고 따라하기 • 개인 점검표에 기록하여 총점 내기 • 몸의 유연성 확인하기	• PPT, 개인 점검표, 음악 활용 • 점검할 동안 경쾌한 음악을 활용 • 몸 점검하기는 몸을 이완하는 과정의 하나이므로 검사라는 느낌보다는 즐거운 활동이라고 인식될 수 있도록 유도함
	스트레칭의 이해 (5분)	스트레칭의 원리와 효과에 대해 설명하기	설명 경청하기	• PPT 활용 • 설명이 너무 길지 않게 시간을 조절함
	준비체조 (10분)	• 뇌체조 동작 및 주의사항 설명하기: 몸의 감각에 집중하기, 호흡과 함께 동작하기 • 뇌체조 시범 보이기	• 뇌체조 요령을 숙지하기 • 트레이너의 시범을 보고 동작 따라하기 • 몸의 감각과 호흡에 집중하기	• 적극적 참여를 유도함 • 초보자가 무리하게 동작을 따라하지 않도록 함 • 경쾌한 음악을 활용함
	스트레칭 동작하기 (10분)	브레인짐 스트레칭 동작 시범 보이기: 어깨잡고 올빼미처럼 머리돌리기, 팔을 쭉 뻗기, 숨을 깊게 들이마시고 내쉬기	트레이너의 시범을 보고 동작 따라하기	• 뇌체조를 통해 몸이 충분히 이완되었을 때 실시함 • 이완 음악을 활용함
정리 (10분)	활동 나눔하기 과제 부여	• 활동을 통해 어떤 것을 느꼈는지 질문하고 이야기 듣기 • 훈련내용을 정리하고 요약하기 • 학습한 동작 연습해 오기	• 활동내용을 돌아보고 자신의 몸과 마음에서 일어난 느낌을 이야기함 • 훈련내용 정리 경청하기 • 과제 숙지하기	훈련자가 편안하고 자연스럽게 이야기할 수 있는 분위기를 조성

직장인 Y는 좌뇌의 기능을 주로 사용하여 업무를 처리해 왔다. 이로 인해 좌우뇌의 발달이 불균형해지고 통합적인 문제해결능력이 저하되었다. 브레인짐을 활용하여 좌우뇌 활성을 촉진하는 훈련 지도안 1회기(50분)를 작성하시오.

모범답안 ··

① **훈련명**: 좌우뇌 활성화하기

② **훈련목표**
- 좌뇌와 우뇌의 기능을 설명할 수 있다.
- 좌우뇌를 활성화하는 브레인짐 동작을 3가지 이상 할 수 있다.

③ **준비물**: 체조음악, 명상음악, PPT 자료

④ **유의사항**
- 초보자가 동작을 무리하게 따라하지 않도록 안내한다.
- 적극적으로 활동에 참여할 수 있도록 격려한다.
- 훈련상황에 대해 적절한 피드백을 제공한다.
- 분위기에 알맞은 음악을 사용한다.

⑤ 훈련지도안

단계	훈련내용	훈련활동	훈련매체 및 유의점
도입 (10분)	동기유발 훈련목표 제시	• 좌뇌와 우뇌의 기능을 설명해 주고 좌우뇌 협응을 테스트할 수 있는 간단한 손체조 게임을 실시하여 좌우뇌를 활성화하는 브레인짐 동작에 대한 흥미를 유발한다. • 훈련목표를 제시한다.	손체조 시 밝고 경쾌한 음악을 사용한다.
전개 (30분)	준비체조 (10분)	흔들기, 두드리기, 늘이기 동작으로 몸 전체의 근육을 골고루 사용하는 준비체조를 실시한다.	동작 시 경쾌한 음악을 활용하여 즐겁게 할 수 있도록 한다.
	브레인짐 이해 (5분)	• 브레인짐 원리를 설명한다. • 브레인짐 동작 방법 및 효과에 대해 설명한다.	뇌와 신체가 연결되어 있는 PT 자료를 제시한다.
	브레인짐 훈련 (15분)	• 브레인짐 동작을 설명한다. • 브레인짐 훈련을 실시한다. − 반대쪽의 팔다리를 함께 움직이기 − 천천히 무한대 모양 그리기 − 좌우동형의 그림 그리기 • 동작이 익숙해지면 신나는 음악에 맞추어 다양한 방식으로 동작을 응용해 볼 수 있도록 한다.	• 동작 시 의식을 몸에 집중할 수 있도록 안내한다. • 처음부터 동작을 무리하게 하지 않도록 안내한다.
정리 (10분)	활동 나눔하기 평가내용 정리 과제 부여 및 차시 예고	• 활동 내용을 돌아보고 자신의 몸과 마음에서 일어난 느낌을 이야기한다. • 오늘 배운 동작들을 시연하도록 하고 피드백을 한다. • 훈련내용을 간단하게 요약하고 일상생활에서도 활용할 수 있도록 안내한다. • 학습한 브레인짐 동작을 매일매일 5분씩 실천하도록 과제를 부여하고 다음 차시를 안내한다.	잔잔한 음악을 틀고 학습자가 편안하고 자연스럽게 의견을 얘기할 수 있는 분위기를 조성한다.

핵심예제 097

노인복지관 회원들을 대상으로 다음과 같이 두뇌훈련 프로그램을 지도하고자 한다. 다음 물음에 답하시오.

> ○ 프로그램: 100세 뇌건강 레크레이션 「기억력 트레이닝」
> ○ 훈련대상: 노인복지관 회원 15명(평균 연령 70세)
> ○ 훈련기간: 3개월(매주 2회)
> ○ 훈련시간: 60분(회)

[1] 기억력 향상 전략으로 장소법에 대해 서술하시오.

[2] 노인복지관 회원 10명을 대상으로 기억력 향상을 위한 두뇌훈련을 실시하고자 한다. 움직임, 긴장이완, 음악 등 다양한 두뇌훈련 촉진요소들을 활용하여 1회기(60분) 훈련지도안을 작성하시오.

모범답안 ··

(1) 장소법은 일련의 항목을 친숙한 장소와 연결시키는 방법이다. 예를 들어 외워야할 목록을 자신에게 익숙한 중요 장소(집, 슈퍼, 복지관 등)로 나누어 암기해야 할 목록을 각각의 중요 장소에 덧붙여 상상하는 방법이다.

(2) 훈련지도안 작성

① 훈련명: 100세 뇌건강 레크레이션 「기억력 트레이닝」

② 훈련목표
  • 일상생활에서 실천할 수 있는 노화 예방 방안을 설명할 수 있다.
  • 기억력 향상을 위한 기억 촉진 전략을 활용할 수 있다.

③ 준비물: 명상음악, 훈련매트, 빠른 음악, 시청각 자료, 전화번호부 예시 자료, A4용지, 필기도구, 체크리스트

④ 유의사항
  • 훈련자들의 몸에 무리가 가지 않도록 몸 상태에 맞게 실시한다.
  • 훈련자들이 훈련규칙을 준수할 수 있도록 사전에 안내한다.
  • 훈련상황에 대해 적절한 피드백을 제공한다.
  • 분위기에 알맞은 음악을 사용한다.

⑤ 훈련지도안

단계	훈련내용	훈련방법		훈련매체	유의사항
		트레이너 활동	훈련자 활동		
도입 (10분)	(라포 형성)	• 즐거운 가요를 함께 부른다. • 건강 박수 게임을 한다.	• 함께 가요를 부르면서 친밀감을 느낀다. • 건강 박수 게임을 한다.	분위기에 맞는 음악	
	훈련목표 제시	• 이전 차시의 교육내용을 복습한다. • 훈련목표를 제시한다. • 훈련에 잘 참여할 수 있도록 규칙을 안내한다.	• 교육내용 복습 • 훈련목표 숙지 • 참여규칙에 동의		신뢰감 있게 설명하고 참여규칙 준수에 대해 주의를 환기시킨다.
	동기 부여	• 노화를 극복하고 있는 사례 동영상을 보여 준다. • 운동을 하는 노인들의 모습과 활발한 사회 활동을 하고 있는 노인들의 활동을 설명한다.	동영상을 시청하고 노화예방에 대한 필요성을 경청한다.	관련 동영상 자료(3분)	동영상 자료가 제대로 작동되는지 사전 점검한다.
전개 (40분)	노화 방지 방법 이해 (5분)	• 노화에 대해 설명한다. – 뉴런의 손실, 시냅스 소멸 • 노화 예방에 대해 뇌를 기반으로 하여 설명한다.	설명을 경청한다.		설명이 너무 길어지지 않도록 한다.
	좌우뇌 교차체조 (10분)	• 좌우뇌 교차체조의 의미와 효과를 설명한다. • 좌우뇌 교차체조 시범을 보인다. ① 서서 걷기 　– 걷기 운동을 지도한다. 　– 왼팔과 오른발을 동시에 드는 동작과 반대의 동작을 하면서 이 동작이 좌우뇌의 균형 및 정보처리 속도를 높여줌을 설명한다. ② 가로 무한대 그리기 　– 좌우 시각 영역을 활성화시켜 시각의 균형, 주의집중력, 시각정보처리 능력을 향상시킬 수 있음을 설명한다. 　– 한 팔을 쭉 뻗어 엄지손가락을 똑바로 세우고, 천천히 누운 ∞자 모양을 크게 그려간다. 이때 얼굴은 고정하고 눈만 움직여 엄지손가락 끝을 바라보며 움직일 수 있도록 한다. 반복하여 실시한다.	• 트레이너의 설명을 경청한다. • 트레이너의 시범에 맞춰 동작을 따라한다.	밝고 경쾌한 음악	각자의 몸에 맞게 할 수 있도록 안내한다.

	호흡 (5분)	• 바닥에 매트를 깔고 앉게 한다. 편안한 자세를 취하게 한 후 복식호흡을 하게 한다. • 숨을 들이마시면 배가 부풀어 오르고 숨을 내쉬면서 배가 당겨지는 느낌을 지도한다. • 생각이 일어나면 생각에 집중하지 말고 다시 호흡에 마음을 집중하도록 지도한다. • 이완된 집중 상태가 될 수 있도록 지도한다.	• 트레이너의 지시에 따라 매트 위에 앉는다. 편안한 자세로 복식호흡을 한다. • 자신의 배가 부풀어 오르고 당겨지는 것에 집중한다. • 생각이 일어나면 다시 호흡에 집중한다.	• 훈련매트 • 편안한 명상 음악	• 매트의 간격을 충분히 벌려 옆사람과 부딪치지 않도록 안내한다. • 호흡을 무리하게 하지 않도록 한다.
	기억력 훈련 (10분)	전화번호 거꾸로 말하기 활동 – 개인적으로 알고 있는 집, 가족, 지인들의 핸드폰 번호를 10개 정도 적게 한다. – 전두엽의 작업기억력 촉진을 위한 훈련임을 설명하고 전화번호를 거꾸로 말하게 한다.	전화번호를 적고, 거꾸로 말해 본다	A4용지	실수를 하더라도 용기를 가지고 해 보도록 격려한다.
	기억 촉진 전략 (10분)	• 장소기억 전략을 활용하여 기억력을 높인다. • 장소에 대한 공간기억이 두정엽의 영역임을 설명하고 집주변의 공원, 마트, 공공기관 등의 단어 10개 정도를 적게 한 후 친숙한 공간에 단어를 배치시켜 기억하게 한다.	단어를 10개 정도 적고 친숙한 공간에 단어를 배치한 후 기억을 떠올려 말해 본다	A4용지	
정리 (10분)	훈련내용 정리	오늘 훈련한 내용을 간단히 요약·정리해 준다.	훈련한 내용을 다시 상기한다.		
	평가	• 두 명씩 짝을 지어 각자 느낀 점을 이야기하게 한다. • 짝을 지어 무한대 그리기를 설명하고 직접 시범을 보이게 한다.	• 짝과 함께 훈련하면서 느낀 점을 이야기한다. • 짝과 함께 스스로 무한대 그리기를 할 수 있는지 해 본다.	잔잔한 음악	훈련자가 편안하게 말할 수 있는 분위기를 조성한다.
	과제 부여	실생활에서 노화예방을 위해 간단히 실천할 수 있는 일일과제로 걷기 10분, 무한대 그리기 10회 과제를 내 주고 일일 체크리스트에 체크하도록 안내한다.	과제를 확인한다.	일일 체크리스트	
	다음 차시 예고	다음 차시에 대해 예고한다.	다음 차시를 숙지한다.		

핵심예제 098

명상은 스트레스 반응을 완화하고 긍정적인 정서를 증가시킬 뿐만 아니라 집중력, 기억력 등 인지기능 향상에도 효과적인 방법으로 주목받고 있다. 마음챙김명상을 활용하여 스트레스 관리를 위한 1회기(50분) 훈련지도안을 작성하시오.

〈지도안 작성 시 참고사항〉
– 움직임, 음악, 긴장이완 등 다양한 두뇌훈련 촉진요소를 활용한다.
– 성인 5~6명의 소그룹을 대상으로 진행한다.
– 훈련장소, 훈련매체에 제한사항은 없는 것으로 가정한다.

모범답안

① 훈련명: 명상을 활용하여 스트레스 관리하기

② 훈련목표
- 마음챙김명상의 방법을 설명할 수 있다.
- 도움을 받지 않고 마음챙김명상을 5분간 스스로 할 수 있다.

③ 준비물: 명상음악, 스트레스 관련 시청각 자료,훈련매트, 훈련일지 양식, 일일 체크리스트

④ 유의사항
- 훈련자들이 편안한 분위기에서 훈련할 수 있도록 조용하고 환기가 잘 되는 장소를 훈련장소로 사용한다.
- 훈련 참여 전 훈련자들이 평소에 몸에 이상이 있거나 불편한 곳이 있는지 확인한다.
- 교육 중 훈련자들이 최대한 교육에 집중할 수 있도록 참여규칙을 정하여 지킬 수 있도록 안내한다.

⑤ 훈련지도안

| 단계 | 훈련내용 | 훈련방법 | | 훈련매체 | 유의사항 |
		트레이너 활동	훈련자 활동		
도입 (10분)	(라포 형성)	• 즐거운 가요를 함께 부른다. • 가슴 뻥 박수 게임을 한다.	• 함께 가요를 부르면서 친밀감을 느낀다. • 가슴 뻥 박수 게임을 한다.	분위기에 맞는 음악	
	훈련목표 제시	• 훈련목표를 제시한다. • 참여규칙을 제시한다.	• 훈련목표를 숙지한다. • 참여규칙에 동의한다.		
	동기 부여	실리콘밸리 글로벌 기업들의 명상 사례 및 명상의 효과 사례 동영상을 소개한다.	동영상을 시청하고 명상의 필요성을 인식한다.	명상의 효과 관련 동영상 자료	동영상 자료가 제대로 작동되는지 사전 점검한다.
전개 (30분)	(10분)	• 뇌체조 기본 동작에 대해 설명한다. ※ 뇌체조는 근육의 긴장을 없애고 인체의 순환기능을 촉진하여 뇌에 산소와 영양분이 충분하게 공급될 수 있도록 고안된 동작이라는 것을 설명한다. • 뇌체조 시범을 보인다. – 흔들기 흔들기는 몸 전체를 가볍게 움직여 주는 동작으로 몸의 긴장을 풀어 준다.	• 트레이너 설명을 경청한다. • 트레이너의 지도에 따라 뇌체조 기본동작을 실시한다.	밝고 경쾌한 음악	• 각자의 몸에 맞게 할 수 있도록 안내한다. • 동작과 호흡과 의식을 같이 할 수 있도록 안내한다.

		– 두드리기 두드리기는 몸 전체를 가볍게 두드려 주는 동작으로 몸의 감각의 깨워 준다. – 늘이기 팔과 다리, 척추, 목 등을 최대한 힘을 주어 늘려 준다. – 돌리기 목, 어깨, 팔, 허리, 무릎 등 몸의 관절을 돌려 주어 관절을 풀어 준다.			
	근육이완 (5분)	• 서 있는 자세로 근육 이완을 지도한다. – 1단계 주먹을 쥐었다폈다하는 동작을 반복하게 한다. – 2단계 어깨를 최대한 들어 올려 귀에 닿는다는 느낌으로 긴장시켰다가 "후"하면서 이완하도록 지도한다. – 3단계 골반과 항문을 수축시킨다는 느낌으로 최대한 긴장감을 주었다가 이완하는 동작을 하도록 한다. • 반복하여 실시한다.	트레이너 지도에 따라 근육을 이완한다.	편안한 이완 음악	
	마음챙김 명상 (15분)	• 마음챙김명상의 원리와 효과를 설명해 준다. • 편안한 자세로 앉도록 한다. • 3회 정도 천천히 심호흡을 하도록 한다. • 자신의 호흡에 집중하고 호흡함을 느낄 수 있도록 한다. • 자극이나 생각, 혹은 감정에 마음이 흐트러지면 흐트러진 마음을 알아차리고 호흡에 집중하는 상태로 돌아오도록 지도한다. • 천천히 눈을 뜨고 의식이 외부로 향하도록 안내한다. • 가벼운 스트레칭으로 몸에 활력을 주며 마무리 한다.	• 트레이너의 설명을 경청한다. • 매트에 편안히 앉아 트레이너의 설명과 지도에 따라 마음챙김명상을 실시한다. • 마음이 흐트러지면, 마음이 흐트러졌다는 것을 알아차리고, 흐트러진 마음을 그대로 수용하되 판단하지 말고 다시 호흡에 집중한다. • 스트레칭 동작을 한다.	– 훈련매트 – 편안한 명상 음악	매트의 간격을 충분히 벌려 옆사람과 부딪치지 않도록 안내한다.
정리 (10분)	훈련내용 정리	오늘 훈련한 내용을 간단히 요약, 정리해 본다.	훈련한 내용을 다시 상기해 본다.		
	활동 나눔하기	• 훈련하면서 느낀 점을 적을 수 있도록 훈련일지를 쓰게 한다. • 오늘 훈련하면서 느낀 점을 발표하게 한다.	• 오늘 훈련하면서 느낀 점에 대해서 훈련일지를 쓴다. • 훈련하면서 느낀 점을 발표한다.	훈련일지	특히 훈련 전후의 차이점에 대해 발표하게끔 유도한다.
	과제 부여	실생활에서 간단히 할 수 있는 일일과제로 걷기 10분, 마음챙김명상 5분의 과제를 내 주고 일일 체크리스트에 체크하게 한다.	과제를 확인한다.	일일 체크리스트	

초등학생들을 대상으로 마인드맵을 활용하여 창의적 사고를 증진하는 두뇌훈련을 지도하고자 한다. 다음 물음에 답하시오.

(1) 마인드맵 기법의 규칙을 3가지 쓰시오.

(2) 초등학교 4~6학년 6명의 학생들을 대상으로 마인드맵을 활용하여 창의적 사고를 증진하기 위한 1회기(45분) 훈련지도안을 작성하시오.

모범답안 ⋯⋯⋯⋯⋯⋯⋯⋯⋯⋯⋯⋯⋯⋯⋯⋯⋯⋯⋯⋯⋯⋯⋯⋯⋯⋯⋯⋯⋯⋯⋯⋯⋯

(1) 마인드맵 기법의 규칙

① 강조 기법을 사용한다.

② 명료화 기법을 사용한다.

③ 연상결합 기법을 사용한다.

(2) 훈련지도안

① 훈련명: 마인드맵 훈련하기

② 훈련목표

- 마인드맵 기법의 규칙을 설명할 수 있다.
- 마인드맵을 활용하여 다양한 아이디어를 정리할 수 있다.

③ 준비물: 마인드맵 다양한 사례(PPT) 활동지, 포스트잇, 색연필 등 각종 필기구

④ 유의사항

- 적극적으로 활동에 참여할 수 있도록 격려한다.
- 훈련상황에 대해 적절한 피드백을 제공한다.

⑤ 훈련지도안

단계	훈련내용	훈련방법		훈련매체 및 유의점
		트레이너 활동	훈련자 활동	
도입 (10분)	동기유발 훈련목표	• 지금으로부터 100년 후의 시간으로 타임머신을 타고 간다면?(달라질 모습 생각해 보기) – 집의 형태나 기능 – 사람들의 모습 – 인구문제 – 다른 별 개척 등등 • 다양한 아이디어를 마인드맵으로 정리하는 시범 보이기 • 훈련목표 안내 • 참여규칙 안내	• 포스트잇에 다양한 아이디어 적기 • 마인드맵에 포스트잇 붙이기 • 훈련목표 확인 • 참여규칙에 동의	• 브레인스토밍을 통해 미래의 모습을 상상해 보고 다양한 의견을 표현할 수 있도록 독려하기 • 참여규칙 준수 약속을 받음 • 참여규칙을 게시판에 부착
전개 (25분)	마인드맵 방법 이해 (10분)	• 마인드맵에 대해 설명하기 • 마인드맵의 다양한 사례 보여주기 • 마인드맵 방법에 대해 세부적으로 설명하기 – 중심이미지 그리기 – 주가지, 부가지 연결하기 – 명료하게 표시하기 – 그 외 다양한 생각 보충하기	설명 경청하기	• PPT 활용 • 설명이 너무 길어지지 않게 시간을 조절함
	마인드맵 실습 (15분)	• 마인드맵을 실습해 볼 수 있도록 핵심주제 예시 제시 1. 100년 후 개봉될 타임캡슐에 꼭 넣고 싶은 것들 2. 내가 가장 좋아하는 것들 3. 내가 만일 ○○라면 • 훈련자 독려하기 • 작성한 마인드맵을 게시판에 게시하도록 안내하기	• 마인드맵 핵심주제 정하기 • 주제에 대해 다양한 아이디어 떠올리기 • 마인드맵을 활용하여 아이디어를 정리해 보기 • 작성한 마인드맵을 게시판에 게시하기	A4 용지, 싸인펜, 형광펜, 색연필
정리 (10분)	활동평가 요약 정리 과제 부여	• 게시된 마인드맵 발표에 대해서 평가하기 • 오늘 훈련한 내용을 요약·정리하기 • 피드백을 중심으로 아이디어를 보완하여 마인드맵 작성을 과제로 부여하기	• 게시된 마인드맵 발표하기 • 평가내용 경청하기 • 훈련한 내용 요약·정리 경청하기 • 과제 숙지하기	훈련자가 편안하게 발표할 수 있는 분위기 조성

감정노동 분야 종사자를 대상으로 감정노동 직무스트레스를 관리할 수 있는 두뇌훈련 프로그램을 지도하고자 한다. 다음 물음에 답하시오.

(1) 스트레스를 진단할 수 있는 방법을 3가지 이상 쓰시오.

(2) 체조, 호흡, 명상을 활용하여 감정노동 직무스트레스 관리를 위한 1회기(60분) 훈련지도안을 작성하시오.

〈지도안 작성 시 참고사항〉
- 움직임, 음악, 긴장이완 등 다양한 두뇌훈련 촉진요소를 활용한다.
- 성인 30명을 대상으로 훈련을 지도한다.
- 훈련장소, 훈련매체에 제한사항은 없는 것으로 가정한다.

모범답안

(1) 스트레스 진단 방법

① 스트레스 검사 설문지 활용

② 심박변이도를 활용한 자율신경평가

③ 스트레스와 관련이 있는 호르몬 수준 측정

④ 뇌파검사

(2) 훈련지도안

① 훈련명: 감정노동 직무스트레스 관리하기

② 훈련목표

- 감정노동 직무스트레스 관리 방법에 대해 설명할 수 있다.
- 감정노동 직무스트레스 관리 방법을 1가지 이상 실천할 수 있다.

③ 준비물: 체조, 명상음악, 감정노동 관련 시청각 자료, 감정노동 스트레스 진단지

④ 유의사항

- 훈련자들의 몸에 무리가 가지 않도록 몸 상태에 맞게 실시한다.
- 훈련자들이 훈련규칙을 준수할 수 있도록 사전에 안내한다.
- 훈련상황에 대해 적절한 피드백을 제공한다.
- 분위기에 알맞은 음악을 사용한다.

⑤ 훈련지도안

단계	훈련내용	훈련방법		훈련매체	유의사항
		트레이너 활동	훈련자 활동		
도입 (10분)	(라포 형성)	• 강사에게 친밀감을 느낄 수 있도록 재미있는 예화를 들려 준다. • 파트너와 함께 게임을 한다.	• 강사에게 집중하기 • 파트너와 함께 게임하기	분위기에 맞는 음악	PT 작동이 잘 되는지 점검한다.
	훈련목표 제시	• PT에 있는 단어들을 활용하여 자신의 마음 상태를 표현해 보게 한다. • 훈련목표를 안내한다. • 참여규칙을 안내한다.	• 자신의 마음 상태를 표현해 보기 • 훈련목표 숙지 • 참여규칙에 동의		참여규칙 준수에 대해 주의를 환기시킨다.
	동기 부여	• 감정노동에 대해 설명한다. • 프로그램 효과와 훈련성과를 잘 보여 줄 수 있는 시청각 자료를 보여 준다. • 몸, 마음, 뇌 점검 방법을 지도한다.	• 설명 경청하기 • 동영상 시청 및 훈련의 필요성 인식하기 • 강사의 안내에 따라 몸, 마음, 뇌 점검	훈련의 효과 관련 동영상 자료	동영상 자료가 제대로 작동되는지 사전에 점검한다.
전개 (40분)	뇌체조 (15분)	• 뇌체조 기본 동작을 설명한다. • 뇌체조 동작 시범을 보인다. – 흔들기 　몸 전체를 가볍게 움직여 주는 동작으로 몸의 긴장을 풀어 준다. – 두드리기 　몸 전체를 가볍게 두드려 주는 동작으로 몸의 감각의 깨워 준다. – 늘이기 　팔과 다리, 척추, 목 등을 최대한 힘을 주어 늘려 준다. – 돌리기 　목, 어깨, 팔, 허리, 무릎 등 몸의 관절을 돌려 주어 관절을 풀어 준다.	• 설명 경청하기 • 강사 지도에 따라 뇌체조 기본동작 실시	밝은 음악	• 각자의 몸에 맞게 할 수 있도록 안내한다. • 동작과 호흡과 의식을 같이 할 수 있도록 안내한다.
	호흡 (10분)	• 호흡 훈련을 지도한다. • 호흡 요령을 안내한다.	강사의 지도에 따라 호흡 실시	이완음악	
	명상 (15분)	※ 집중을 쉽게 할 수 있도록 '자기 이름 부르기' 활동을 활용하여 명상을 지도한다. • 호흡이 안정되면 '자기 이름 부르기'를 지도한다. • 자신의 몸과 마음 상태에 집중하도록 지도한다. • 명상을 유도한다. • 편안히 호흡에 집중하도록 안내한다.	편안히 앉아 강사의 설명과 지도에 따라 명상에 집중하기	명상음악	• 자기 이름 부르기가 어색하지 않도록 음악 볼륨을 높여 준다. • 분위기에 맞추어 음악 볼륨을 조절한다.

정리 (10분)	훈련내용 정리	• 훈련내용을 정리하고 요약한다. • 현재 자신의 마음 상태를 표현해 보 도록 안내한다. • 훈련 전후 상태를 비교해 보도록 안 내한다.	• 훈련한 내용을 다시 상기하기 • 현재의 마음 상태 표 현해 보기 • 훈련 전후 상태 비교 해 보기		
	평가	• 훈련하면서 느낀 점을 적을 수 있도 록 체험일지 작성을 안내한다. • 훈련하면서 느낀 점을 파트너와 공 유하게 한다.	• 체험일지 작성 • 훈련하면서 느낀 점을 파트너와 이야기하기	체험일지	
	과제 부여	실생활에서 간단히 할 수 있는 스트레 스 관리법을 설명하고 일일과제로 하 루에 5분씩 실천하도록 안내한다.	과제 확인하기	일일 체크 리스트	

MEMO

PART 2

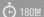

제1회 실전모의고사

시험시간	180분	수험번호	성명

1. 두뇌훈련의 이론적 기반이 되는 두뇌의 가소성(plasticity)의 개념과 관련된 연구사례를 서술하시오.(10점)

2. 현대 사회는 각종 스트레스로 우울증, 불면증, 집중력 저하 등 건강 위험에 많이 노출되어 있다. 이러한 위험에 노출되어 있는 사람의 자율신경을 건강하게 관리하기 위해 손쉽게 측정할 수 있는 심박변이도 기반 자율신경 기능검사를 활용하고자 한다. 다음 물음에 답하시오.

(1) 자율신경이 건강한 사람의 경우에 나타나는 심박변이도 특성에 대해 기술하시오.(10점)

(2) 교감신경이 과도하게 활성화되면 나타날 수 있는 증상 3가지를 제시하시오.(10점)

(3) 교감신경의 과도한 활성을 완화하기 위한 방안 3가지를 제시하시오.(10점)

3. 에릭 젠슨(Eric Jensen)이 뇌기반 교육의 원리로 제시한 '결합성의 원리'의 의미를 설명하고 이를 고려한 교육활동의 예를 쓰시오.(10점)

4. 자기조절은 학습자가 체계적으로 자신이 설정한 목표를 달성하도록 인지, 행동, 정서를 유발하고 유지하는 과정이다. 자기조절의 과정을 3단계로 제시하고, 각 단계별 내용을 간단히 기술하시오.(15점)

5. '동작은 학습에 이르는 관문이며 뇌의 기능을 일깨우기 위해서는 무엇보다도 신체의 움직임이 중요하다.'라는 관점을 바탕으로 한 브레인짐은 뇌에 대한 연구, 아동의 발달과 학습에 관한 이론, 요가 등과 같은 다양한 분야의 지식을 통하여 뇌기능을 전체적으로 활성화하기 위해 고안된 몸동작이다. 다음 물음에 답하시오.

(1) 브레인짐 동작 유형 중 신체의 특정 지점을 자극하여 뇌기능을 활성화하는 동작으로 몸과 뇌 사이의 신경조직 연결을 강화시켜 뇌기능을 활성화는 동작 3가지를 제시하고, 각각의 동작 방법을 구체적으로 기술하시오.(10점)

(2) 초등학생 6학년 10명을 대상으로 브레인짐을 활용하여 뇌기능을 활성화하는 훈련을 실시하고자 한다. 음악, 이완 등 다양한 두뇌훈련 촉진요소들을 활용하여 1회기(45분) 훈련지도안을 작성하시오. (단, 훈련장소, 훈련매체에 제한사항은 없는 것으로 가정한다.)(25점)

제2회 실전모의고사

시험시간	180분	수험번호	성명

1. 두뇌기능을 영상으로 진단할 수 있는 진단장비 2가지를 제시하고, 측정 내용 및 측정 원리를 서술하시오.(10점)

2. 초등학교 4학년 학생들을 대상으로 강점을 찾아 잠재능력을 계발하기 위한 기초 단계로 다중지능검사를 실시하고자 한다. 다음 물음에 답하시오.

  (1) 좋은 평가도구를 선택하기 위해 고려해야 하는 주요 사항인 신뢰도, 타당도의 개념을 각각 쓰시오.(10점)

  (2) 다중지능에서 제시한 지능 중 3가지 지능을 선택하고 각각의 지능의 핵심능력을 서술하시오.

  (10점)

  (3) 다중지능 중에서 1가지 지능을 선택하고, 선택한 지능을 고려한 교수–학습전략을 구체적으로 기술하시오.(10점)

3. 적절한 신체 운동은 두뇌 건강을 유지하는 효과적인 방법으로 알려져 있다. 신체 운동을 통해 일어나는 두뇌의 변화 2가지를 서술하시오.(15점)

4. 정서가 사고와 밀접하게 관련되어 있을 뿐만 아니라 주의 집중과 의사결정 능력에 크게 영향을 미친다는 것이 연구되면서 정서지능이 성공과 행복한 삶을 위한 중요한 능력으로 주목을 받고 있다. 살로비와 메이어(Salovey & Mayer)가 제시한 정서지능의 개념을 서술하시오.(10점)

5. 현대에 들어 스트레스 관리 및 자기역량강화를 위한 방법으로 명상이 빠르게 확산되고 있다. 다음 물음에 답하시오.

(1) 명상이 두뇌에 미치는 효과에 대한 연구결과를 3가지 이상 서술하시오.(10점)

(2) 직장인을 대상으로 이완반응 명상을 활용하여 긴장 이완 및 스트레스 관리를 위한 1회기(60분) 훈련지도안을 작성하시오.(25점)

〈지도안 작성 시 참고사항〉
– 성인 10명의 그룹을 대상으로 진행한다.
– 훈련장소, 훈련매체에 제한사항은 없는 것으로 가정한다.
– 움직임, 음악, 긴장 이완 등 다양한 두뇌훈련 촉진요소를 활용한다.

제3회 실전모의고사

⏱ 180분

시험시간	180분	수험번호	성명

1. 훈련생은 뇌가 활동하는 것을 볼 수는 없지만 뇌가 손이나 발과 같은 다른 신체 부위처럼 매우 활발하게 활동한다는 개념을 이해하는 것은 매우 중요하다. 훈련생에게 뉴런의 활동을 소개하여 이러한 개념의 이해를 돕고자 한다. 뉴런의 주요 구조와 기능을 서술하시오.(10점)

2. 주의가 산만하여 학업을 수행하는 데 어려움을 겪는 청소년들을 대상으로 집중력을 향상시키기 위한 뉴로피드백훈련을 실시하고자 한다. 다음 물음에 답하시오.

   (1) 집중력이 낮을 경우 나타나는 전형적인 뇌파리듬의 특성을 기술하시오.(10점)

   (2) 뉴로피드백훈련의 원리와 방법을 기술하시오.(10점)

3. 다음을 읽고 물음에 답하시오.

> 브레인트레이너 K씨는 노인복지관 회원들을 대상으로 치매 예방을 위한 두뇌훈련을 지도하고자 한다. 회원들은 대체적으로 건강하고 거동에 불편함이 없었지만, 시간이 지날수록 점차 다른 회원을 보고 이름이 생각이 안 나는 등의 불편함이 증가하고 있다.

(1) 노년기에 나타나는 두뇌 발달 특성을 서술하시오.(10점)

(2) 노화로 인한 인지기능 저하를 늦추기 위해 일상생활에서 실천할 수 있는 방안을 3가지 이상 서술하시오.(10점)

4. 환경으로부터 정보를 수집할 때 특정 감각에 대한 선호도가 발달하는데 이러한 감각 선호도는 개인의 학습 유형에 있어 중요한 역할을 한다. 다음 물음에 답하시오.

(1) 시각형 · 청각형 · 운동감각형 학습자의 특성을 각각 기술하시오.(10점)

(2) 운동감각형 학습자를 위한 교수전략을 기술하시오.(10점)

5. 다음을 읽고 물음에 답하시오.

> 직장인 H(남, 45세)씨는 요즘 들어 부쩍 기억력이 떨어져 업무 진행에 어려움을 겪는다. 브레인트레이너가 H씨를 상담한 결과 근육 긴장과 정서 불안이 관찰되었으며, 검사 결과 스트레스 지수가 매우 높게 나타났다.

(1) 만성적인 스트레스가 기억력을 감퇴시키는 이유를 뇌과학적 관점에서 기술하시오.(5점)

(2) 직장인을 대상으로 이완법을 활용하여 스트레스 반응을 완화하고 두뇌기능을 향상시키는 1회기 (60분) 훈련지도안을 작성하시오.(25점)

〈지도안 작성 시 참고사항〉
– 성인 10명의 그룹을 대상으로 진행한다.
– 움직임, 음악 등 다양한 두뇌훈련 촉진요소를 활용한다.
– 훈련장소, 훈련매체에 제한사항은 없는 것으로 가정한다.
– 훈련방법으로 점진적 이완법, 자율훈련법, 호흡훈련 중 한 가지 이상을 포함한다.

실전모의고사 답안

제1회 실전모의고사

1. 두뇌훈련의 이론적 기반이 되는 두뇌의 가소성(plasticity)의 개념과 관련된 연구사례를 서술하시오.(10점)

⋯ 뇌가소성은 뇌세포와 뇌부위가 유동적으로 변하는 것을 말한다. 가소성이란 원래 물리학에서 나온 개념으로 외부에서 어떤 물체에 일정한 힘을 가하면 그 물체의 형태가 변하고 주어진 힘을 제거하더라도 변형된 형태가 그대로 유지되는 것을 말한다. 이와 비슷하게 뇌는 지속적인 정보 자극을 통해 미시적으로는 신경세포의 구조를 변화시킬 뿐만 아니라 뇌의 특정 영역의 역할과 기능을 변화시킬 수 있다.

관련된 연구사례로 훈련을 하면 할수록 해당 두뇌 영역이 확장이 되는데, 예를 들면 현악기 연주자와 비음악인을 대상으로 한 비교 연구에서 악기 연주와 직접적인 관련이 없는 오른쪽 손가락의 감각을 받아들이는 뇌 영역의 크기는 현악기 연주자와 비음악인 사이에 차이가 없었으나 현을 누르는 손가락과 관련된 감각 영역에는 상당한 차이가 있었다. 현악기 연주자의 왼쪽 손가락 피질 영역은 비음악인 대조군에 비해 훨씬 넓었다. 이러한 결과는 어떤 기술을 연습하는 것이 그 기술의 수행을 최대화하도록 일정한 한계 내에서 뇌를 재조직화한다는 것을 시사한다.

2. 현대 사회는 각종 스트레스로 우울증, 불면증, 집중력 저하 등 건강 위험에 많이 노출되어 있다. 이러한 위험에 노출되어 있는 사람의 자율신경을 건강하게 관리하기 위해 손쉽게 측정할 수 있는 심박변이도 기반 자율신경 기능검사를 활용하고자 한다. 다음 물음에 답하시오.

(1) 자율신경이 건강한 사람의 경우에 나타나는 심박변이도 특성에 대해 기술하시오.(10점)

⋯ 심박간격은 일정하지 않고 미세하게 진동하는 형태로 매번 변하는데, 자율신경이 건강한 사람의 경우 심박변이도 변화폭이 크다.

(2) 교감신경이 과도하게 활성화되면 나타날 수 있는 증상 3가지를 제시하시오.(10점)

⋯ 교감신경이 과도하게 활성화되면 변비, 불안, 주의산만, 두근거림, 격노, 공항장애, 수면장애, 손떨림, 현기증, 두통 등이 나타날 수 있다.

(3) 교감신경의 과도한 활성을 완화하기 위한 방안 3가지를 제시하시오.(10점)

⋯ 교감신경의 과도한 활성을 완화하기 위해서는

첫째, 심신을 이완시키는 조치가 이루어져야 한다. 약제를 사용하는 경우 심신의 이완을 촉진할 수 있는 약제가 권장되며 그 반대로 흥분성 약제는 금지된다.

둘째, 일과 활동량을 줄이고 규칙적으로 휴식을 취하여 뇌와 몸을 쉬게 해 주어야 한다.

셋째, 음식은 알칼리성 음식 섭취를 권장한다.

3. 에릭 젠슨(Eric Jensen)이 뇌기반 교육의 원리로 제시한 '결합성의 원리'의 의미를 설명하고 이를 고려한 교육활동의 예를 쓰시오.(10점)

⋯ 결합성의 원리란 뇌는 통합된 기관으로 인간의 학습과 행동은 마음, 정서, 신체 및 정신의 복합적 상호작용의 산물이라는 것을 의미한다. 교육활동의 예로 역할 모델 되기, 축하 의식 활용하기, 움직임 활용하기, 음악 활용하기, 학급 의식 활용하기 등이 있다.

4. 자기조절은 학습자가 체계적으로 자신이 설정한 목표를 달성하도록 인지, 행동, 정서를 유발하고 유지하는 과정이다. 자기조절의 과정을 3단계로 제시하고, 각 단계별 내용을 간단히 기술하시오.(15점)

⋯ 자기조절은 자기관찰 → 자기판단 → 자기반응의 3단계 과정으로 구성된다.

1단계, 자기관찰은 자신의 행동적 측면에 대해 주의를 기울이는 것을 말한다.

2단계, 자기판단은 자신이 추구하는 목표와 현재 수행 수준을 비교하는 것을 말한다.

3단계, 자기반응은 자기판단에 대한 행동적·인지적·정서적 반응이다. 목표를 성취했을 때의 만족감이나 실패했을 때의 좌절감 등이 이에 해당된다.

5. '동작은 학습에 이르는 관문이며 뇌의 기능을 일깨우기 위해서는 무엇보다도 신체의 움직임이 중요하다.'라는 관점을 바탕으로 한 브레인짐은 뇌에 대한 연구, 아동의 발달과 학습에 관한 이론, 요가 등과 같은 다양한 분야의 지식을 통하여 뇌기능을 전체적으로 활성화하기 위해 고안된 몸동작이다. 다음 물음에 답하시오.

(1) 브레인짐 동작 유형 중 신체의 특정 지점을 자극하여 뇌기능을 활성화하는 동작으로 몸과 뇌 사이의 신경조직 연결을 강화시켜 뇌기능을 활성화시켜 주는 동작 3가지를 제시하고, 각각의 동작 방법을 구체적으로 기술하시오.(10점)

⋯ 브레인짐에서 신체의 특정 지점을 자극하여 뇌기능을 활성화시키는 유형의 대표적인 동작에는 브레인 버튼 누르기, 하품하면서 턱관절 누르기, 귀의 말린 부분 펴기 등이 있다.

① 브레인 버튼 누르기 동작 방법

한 '손은 배꼽에 대고, 다른 손은 가슴에 댄다. 이때, 가슴에 대고 있는 손의 엄지와 검지는 경동맥이 두 개로 갈라지는 바로 윗부분, 즉 쇄골 바로 아래 첫 번째 갈비뼈와 두 번째 갈비뼈 사이에 움푹 들어간 부분에 댄다. 그리고 고개를 천천히 좌우로 수평 운동을 하면서 가슴에 댄 손가락으로 패인 부분을 30초~1분간 강하게 문지른다.

② 하품하면서 턱관절 누르기 동작 방법

관자놀이에서 아래로 내려가다 보면 턱 위쪽 뼈와 아래쪽 뼈가 맞물리면서 움푹 들어간 곳이 있는데 이 부위의 근육을 마사지한다. 먼저 하품을 하듯이 입을 크게 벌리고 양손가락 끝으로 이 부위를 가볍게 눌러 준다. 진짜 하품을 하는 것처럼 소리를 내면서 깊고 이완된 호흡을 한다. 이 동작을 3회 이상 반복한다.

③ 귀의 말린 부분 펴기 동작 방법

온 몸의 긴장을 푼 다음, 양쪽 팔을 들어 올려 몸과 직각이 되게 한다. 양손의 엄지와 검지로 양쪽 귀의 가장자리에 있는 말린 부분을 윗부분부터 아래 부분까지 차례로 편다. 이 동작을 3회 이상 반복한다.

(2) 초등학생 6학년 10명을 대상으로 브레인짐을 활용하여 뇌기능을 활성화하는 훈련을 실시하고자 한다. 음악, 이완 등 다양한 두뇌훈련 촉진요소들을 활용하여 1회기(45분) 훈련지도안을 작성하시오. (단, 훈련장소, 훈련매체에 제한사항은 없는 것으로 가정한다.)(25점)

⋯ ① 훈련명: 브레인짐 훈련하기

② 훈련목표

- 브레인짐 원리와 방법을 설명할 수 있다.
- 뇌기능을 활성화하는 브레인짐 동작을 3가지 이상 할 수 있다.

③ 준비물: 체조음악, 명상음악, PPT 자료

④ 유의사항

- 분위기에 알맞은 음악을 사용한다.
- 훈련상황에 대해 적절한 피드백을 제공한다.
- 적극적으로 활동에 참여할 수 있도록 격려한다.

⑤ 훈련지도안

단계	훈련내용	훈련활동		훈련매체 및 유의점
		트레이너 활동	훈련자 활동	
도입 (5분)	동기유발	좌우뇌 협응을 테스트 할 수 있는 간단한 손체조 게임을 실시하여 좌우뇌를 활성화하는 브레인짐 동작에 대한 흥미를 유발한다.	• 손체조 하기 • 훈련목표 확인 • 참여규칙에 동의	• 참여규칙 준수 약속을 받는다. • 참여규칙을 게시판에 부착한다.
	훈련목표 제시	• 훈련목표를 안내한다. • 참여규칙을 안내한다.		
전개 (30분)	브레인짐 이해 (5분)	• 뇌와 몸과의 관계를 설명한다. • 브레인짐 동작 및 효과에 대해 설명한다.	트레이너의 설명 경청하기	PPT 자료를 활용한다.
	준비체조 (10분)	뇌체조 실시: 흔들기, 두드리기, 늘이기 동작으로 몸 전체의 근육을 골고루 사용하는 준비체조를 실시한다.	• 뇌체조 요령을 숙지하기 • 트레이너의 시범을 보고 동작 따라하기	• 동작 시 경쾌한 음악을 활용하여 즐겁게 할 수 있도록 한다. • 동작을 할 때 몸에 집중할 수 있도록 안내한다.
	브레인짐 훈련 (10분)	• 브레인짐 동작 시범을 보인다. – 브레인 버튼 누르기 – 하품하면서 턱관절 누르기 – 귀의 말린 부분 펴기 • 동작이 익숙해지면 신나는 음악에 맞추어 다양한 방식으로 동작을 응용해 볼 수 있도록 한다.	• 브레인짐 동작 요령을 숙지하기 • 트레이너의 시범을 보고 동작 따라하기	동작 시 경쾌한 음악을 활용하여 즐겁게 할 수 있도록 한다.
	호흡과 명상 (5분)	• 편안하게 누워서 눈을 감고 충분히 이완할 수 있도록 안내한다. • 저절로 일어나는 호흡에 집중하며 몸을 이완하도록 안내한다. • 뇌가 점점 밝아지는 상상을 하며 마무리한다.	호흡과 함께 몸과 마음에 집중하기	조용한 명상음악을 활용하고 차분한 멘트를 통해 내면에 집중할 수 있도록 안내한다.
정리 (10분)	활동 나눔	활동을 통해 어떤 것을 느꼈는지 질문하고 이야기를 듣는다.	• 활동 내용을 돌아보고 자신의 몸과 마음에서 일어난 느낌을 이야기하기 • 훈련한 내용 요약·정리 경청하기 • 과제 숙지하기 • 다음 차시 숙지하기	활동 나눔 시 학습자가 편안하고 자연스럽게 이야기할 수 있는 분위기를 조성한다.
	과제 부여 차시 예고	• 훈련내용을 정리하고 요약한다. • 학습한 동작 연습해 오도록 한다. • 다음 차시를 예고한다.		

제2회 실전모의고사

1. 두뇌기능을 영상으로 진단할 수 있는 진단 장비 2가지를 제시하고, 측정 내용 및 측정 원리를 서술하시오.(10점)

⋯ 두뇌기능을 영상으로 진단할 수 있는 대표적인 진단 장비에는 양전자방출단층촬영법(PET), 기능적자기공명영상법(fMRI)이 있다.

양전자방출단층촬영법(PET)은 뇌 영역에서 나타나는 방사능의 양을 측정하는 것으로, PET의 측정 원리는 다음과 같다.

피험자에게 뇌를 순환하는 방사능 물질을 투입한다. 활성화 수준이 높은 뇌 영역들은 더 많은 방사능을 축적하고, 방사능을 감지하여 뇌의 단층 촬영을 통해 방사능의 농축을 보여 준다. 활성화 정도에 따라 색깔이 구분되어 표시된다.

기능적자기공명영상법(fMRI)은 뇌 세포에서 산소를 잃은 헤모글로빈의 양의 측정을 통해 뇌의 활성화된 영역과 덜 활성화된 영역들을 보여 준다. fMRI의 측정 원리는 뇌의 어떤 부분이 더 활성화될 때 산소와 영양분의 요구량이 증가한다는 사실을 토대로 한다. 산소는 헤모글로빈에 의해 뇌세포로 전달된다. 헤모글로빈은 자기장의 성격을 가진 철분을 함유한다. fMRI는 뇌세포에 들어가는 산소를 가진 헤모글로빈의 양과 뇌세포를 떠나는 산소를 잃은 헤모글로빈의 양을 비교하기 위해 큰 자기장을 사용한다.

2. 초등학교 4학년 학생들을 대상으로 강점을 찾아 잠재능력을 계발하기 위한 기초 단계로 다중지능검사를 실시하고자 한다. 다음 물음에 답하시오.

[1] 좋은 평가도구를 선택하기 위해 고려해야 하는 주요 사항인 신뢰도, 타당도의 개념을 각각 쓰시오.(10점)

⋯ ① **신뢰도**: 평가방법이나 도구가 측정하고자 하는 특성을 일관되게 측정하는 정도를 의미한다.
② **타당도**: 평가자가 측정하려고 의도한 특성을 얼마나 정확하게 측정했는가를 의미한다.

[2] 다중지능에서 제시한 지능 중 3가지 지능을 선택하고, 각각의 지능의 핵심능력을 서술하시오.
(10점)

⋯ ① **언어지능**: 말하기와 글쓰기 능력, 언어 학습 능력, 언어 활용 능력
② **논리수학지능**: 논리적 · 수리적 유형에 대한 민감성과 구분 능력, 연쇄적 추리를 다루 능력
③ **공간지능**: 시각적 · 공간적 세계를 정확하게 지각하고, 최초의 지각에 근거해 형태를 바꾸는 능력

(3) 다중지능 중에서 1가지 지능을 선택하고, 선택한 지능을 고려한 교수–학습전략을 구체적으로 기술하시오.(10점)

⋯ 대인관계지능을 활용하는 교수–학습전략으로는 집단학습이나 협동학습 등이 있다. 대인관계지능은 전통적인 경쟁 분위기보다는 협력학습, 집단학습 과정에서 나타나고 길러질 수 있으며 협력학습을 통해서 학생들은 소속감을 느끼고 보살핌을 받고 있다는 느낌 속에서 효과적으로 학습할 수 있다. 특히, 대인관계지능을 위한 교수–학습전략으로는 갈등 중재, 학습자 상호 동료 교수 활동, 집단 브레인스토밍, 지역 사회 활동, 시뮬레이션, 특별 활동, 사회적 모임 참여 등을 들 수 있다.

3. 적절한 신체 운동은 두뇌 건강을 유지하는 효과적인 방법으로 알려져 있다. 신체 운동을 통해 일어나는 두뇌의 변화 2가지를 서술하시오.(15점)

⋯ ① 뇌로 가는 혈류량이 증가하여 뇌세포에 산소와 영양분 공급이 풍부해진다.
② 뇌 속에 신경세포 성장인자(BDNF)의 생산과 분비가 증가되어 뇌신경망의 가소성이 향상된다.

4. 정서가 사고와 밀접하게 관련되어 있을 뿐만 아니라 주의 집중과 의사결정 능력에 크게 영향을 미친다는 것이 연구되면서 정서지능이 성공과 행복한 삶을 위한 중요한 능력으로 주목을 받고 있다. 살로비와 메이어(Salovey & Mayer)가 제시한 정서지능의 개념을 서술하시오.(10점)

⋯ 정서지능은 정서를 정확하게 지각하고 평가하고 표현하는 능력, 사고를 촉진시킬 수 있도록 정서를 생성할 수 있는 능력, 정서와 정서적 지식을 이해할 수 있는 능력, 그리고 정서적·지적 성장을 촉진시킬 수 있도록 정서를 조절할 수 있는 능력이다.

5. 현대에 들어 스트레스 관리 및 자기역량강화를 위한 방법으로 명상이 빠르게 확산되고 있다. 다음 물음에 답하시오.

(1) 명상이 두뇌에 미치는 효과에 대한 연구결과를 3가지 이상 서술하시오.(10점)

⋯ ① 명상은 스트레스성 호르몬인 코티졸, 노르에피네프린 등의 분비를 감소시키고 이완 상태를 유도하는 세로토닌과 같은 신경전달물질의 분비를 촉진한다.
② 명상은 교감신경계의 기능을 억제하고 부교감신경의 활동을 증가시켜 유해한 자극이나 스트레스에 대한 반응성을 감소시킨다.
③ 명상이 깊어지면 대뇌의 전반적 활동성은 감소되지만 주의 집중과 관련 있는 뇌 부위의 활동성은 증가된다. 명상은 뇌를 안정시키면서 동시에 명료하게 깨어 있게 한다.

(2) 직장인을 대상으로 이완반응 명상을 활용하여 긴장 이완 및 스트레스 관리를 위한 1회기(60분) 훈련지도안을 작성하시오.(25점)

〈지도안 작성 시 참고사항〉
− 성인 10명의 그룹을 대상으로 진행한다.
− 훈련장소, 훈련매체에 제한사항은 없는 것으로 가정한다.
− 움직임, 음악, 긴장 이완 등 다양한 두뇌훈련 촉진요소를 활용한다.

⋯ ① **훈련명**: 스트레스 관리를 위한 명상 훈련

② **훈련목표**

- 스트레스를 관리하는 방법을 설명할 수 있다.

- 스스로 이완반응 명상을 실천할 수 있다.

③ **준비물**: 체조음악, 명상음악, PPT 자료, 활동지

④ **유의사항**

- 활동에 참여할 때는 적극적으로 임하도록 격려한다.

- 무리하게 동작을 따라하지 않도록 안내한다.

- 활동 분위기에 알맞은 음악을 사용한다.

○ 훈련지도안

단계	훈련내용	훈련방법		훈련매체 및 유의점
		트레이너 활동	훈련자 활동	
도입 (10분)	동기유발 훈련목표	• 건강 박수 시범을 보이고 실시한다. • 스트레스가 뇌와 인체에 미치는 영향을 설명하여 동기를 유발한다. • 훈련목표를 제시한다. • 참여규칙을 안내한다.	• 건강 박수 • 설명 경청하기 • 훈련목표 확인 • 참여규칙에 동의	참여규칙 준수에 대한 약속 받기

전개
(40분)
	나의 몸
	점검하기
	(10분)
		• 몸과 스트레스의 관계를 설명한다.
		• 몸 점검하기 시범을 보인다.
		  – 양손 엇갈려 깍지 끼고 팔을 펴주기
		  – 등 뒤로 양손 잡기
		  – 양손 바닥 닿기
			• 스트레스에 따라 몸이 반응함을 이해
			• 트레이너의 시범을 보고 따라하기
			• 몸의 유연성 확인하기
			• 개인 점검표에 기록하기
				• 몸 점검도 이완하는 의미로 즐겁게 할 수 있도록 유도함
				• 점검할 동안 명랑한 음악을 활용
				• 개별 점검표 준비

	이완반응 명상 이해 (5분)	이완반응 명상 방법과 원리를 설명하고 훈련자에게 의미 있는 단어를 선택하도록 한다.	• 설명 경청하기 • 자신에게 의미 있는 단어를 선택하기	PPT 활용
	준비체조 (10분)	• 뇌체조의 효과와 요령을 설명한다. • 뇌체조 시범: 전신 두드리기, 흔들기, 돌리기, 비틀기 동작을 실시한다.	• 설명 경청하기 • 트레이너의 시범동작을 그대로 따라해 보기	• 처음부터 동작을 무리하게 하거나 강압적 언행으로 지도하지 않음 • 동작이 익숙해지면 호흡에 집중할 수 있도록 안내함 • 조용하면서도 경쾌한 음악을 활용
	이완반응 명상 (15분)	• 편안한 자세로 앉게 한 후 조용히 눈을 감게 한다. • 근육을 이완시킨다. • 호흡에 집중하며 선택한 단어를 반복하여 읊조리도록 안내한다. • 편안하게 누워 충분히 이완할 수 있도록 안내한다. • 마무리로 가벼운 스트레칭 동작을 지도한다.	• 편안한 자세로 눈을 감기 • 트레이너의 지도에 따라 이완반응 명상을 실시하기 • 트레이너의 지도에 따라 스트레칭하기	• 조용한 명상음악을 활용함 • 명상훈련 중 수동적인 자세를 잃지 않도록 안내함
정리 (10분)	활동 나눔 내용 정리 과제 부여 및 차시예고	• 명상을 통해 어떤 것을 느꼈는지 질문하고 이야기 듣는다. • 훈련내용을 요약·정리한다. • 매일 5분씩 명상을 하도록 과제를 제시한다.	• 자신의 몸과 마음에서 일어난 느낌을 이야기함 • 훈련한 내용 요약·정리 경청하기 • 과제 확인하기	• 훈련자가 편안하게 이야기할 수 있는 분위기 조성 • 과제 수행 여부를 확인할 수 있는 체크리스트 준비

제3회 실전모의고사

1. 훈련생은 뇌가 활동하는 것을 볼 수는 없지만 뇌가 손이나 발과 같은 다른 신체 부위처럼 매우 활발하게 활동한다는 개념을 이해하는 것은 매우 중요하다. 훈련생에게 뉴런의 활동을 소개하여 이러한 개념의 이해를 돕고자 한다. 뉴런의 주요 구조와 기능을 서술하시오.(10점)

⋯▸ ① 뉴런의 주요 구조: 수상돌기, 세포체, 축삭, 종말단추
  • 수상돌기: 다른 뉴런들로부터 정보를 수신하는 기능
  • 세포체: 신호 정보 수집, 핵과 여러 구조물을 포함, 대부분의 신진대사 작용이 이루어짐
  • 축삭: 세포체로부터 축전된 신호를 다른 뉴런이나 분비선 혹은 근육으로 전달
  • 종말단추: 다른 뉴런으로 전달되는 화학물질을 분비
② 뉴런의 기능: 뇌에 있는 신호 전달
  뉴런은 뇌에 있는 신호를 전달하는 세포로, 한 뉴런 내에서 전기 신호가 전달되고 뉴런과 뉴런 사이의 틈인 시냅스를 통해 다른 뉴런으로 화학 물질이 전달된다.
  전기 신호는 열리고 닫히는 작은 통로를 따라 이동한다. 신호가 전달되거나 혹은 발화될 때 양전하는 세포막을 통과해 들어간다. 이것은 임시적으로 내부 조건을 음에서 양으로 바꾸면서 작은 전류를 생산한다. 그 결과가 세포막을 따라 빠르게 통과하는 활동 전위이다.
  학습을 통해 뉴런들이 빈번하게 자극되면 뇌의 구조가 물리적으로 변하고 이에 따라 관련 뇌활동이 향상된다. 학습과 기억은 처음에는 뇌의 전기 활동상의 변화로 나타나고 다음 이차전달물질로, 그 다음은 기존의 시냅스 단백질들의 변형으로 나타난다. 뉴런의 수초는 절연체로서 신호를 더 빠르고 원활하게 전달하는 작용을 한다. 뉴런은 신호를 전달할지 여부를 결정하기 위해 정보를 결합하는데 이것은 하나의 정보원에 의존하지 않고 정보의 표본을 수집하는 것과 같다. 수집된 어떤 정보는 뉴런에게 발화하도록 하고 어떤 정보는 발화를 억제한다.

2. 주의가 산만하여 학업을 수행하는 데 어려움을 겪는 청소년들을 대상으로 집중력을 향상시키기 위한 뉴로피드백훈련을 실시하고자 한다. 다음 물음에 답하시오.

[1] 집중력이 낮을 경우 나타나는 전형적인 뇌파리듬의 특성을 기술하시오.(10점)

⋯▸ 집중력이 낮은 사람들의 뇌파리듬 특징은 세타리듬이 강하고 상대적으로 느린 베타리듬(SMR)과 중간 베타리듬(Mid-Beta)이 약하게 나타난다.

[2] 뉴로피드백훈련의 원리와 방법을 기술하시오.(10점)

⋯▸ 뉴로피드백훈련은 원하는 변화에 관한 정보를 얻으면 변화를 일으키려는 행동이 강화되어 변화가 일어나기가 쉬워진다는 작동 이론에 근거한 훈련법이다. 거울을 보여 주면 옷매무새를 원하는 방

향으로 잘 다듬을 수 있는 것처럼 자신의 뇌파에 대한 피드백을 통해 원하는 방향으로 뇌파가 변화하도록 훈련할 수 있다. 심리−생리적 자가조절의 한 형태인 뉴로피드백은 미세한 생리적 변화와 기능에 관한 정보를 모니터 화면에서 그래프 또는 수치 형태로 훈련자에게 제공해 준다. 이러한 생체 정보들은 해당 기능을 조절, 변화시키려는 훈련자 노력의 성공 여부에 대한 즉각적이고 확실한 결과를 반영하면서, 훈련자와 생체정보와의 강한 피드백 고리를 형성하게 된다.

3. 다음을 읽고 물음에 답하시오.

> 브레인트레이너 K씨는 노인복지관 회원들을 대상으로 치매 예방을 위한 두뇌훈련을 지도하고자 한다. 회원들은 대체적으로 건강하고 거동에 불편함이 없었지만, 시간이 지날수록 점차 다른 회원을 보고 이름이 생각이 안 나는 등의 불편함이 증가하고 있다.

(1) 노년기에 나타나는 두뇌 발달 특성을 서술하시오.(10점)

⋯ 뇌가 노화가 되면서 뇌의 무게와 신경세포의 수가 감소하고, 노화된 뇌의 여러 영역에서 수상돌기의 소실에 따라 시냅스의 수도 감소된다. 뇌가 노화됨에 따라 가소성은 점차 효율이 떨어지나 온전히 소실되지는 않는다. 성인 및 노인의 뇌에서 새로운 세포가 증식한다는 것이 최근의 연구에서 알려져 왔고 이는 노화된 뇌에도 재생 능력이 존재함을 시사한다. 즉, 뇌기능은 적절한 관리와 학습을 통해 노인에서도 정상적으로 지속될 수 있다.

(2) 노화로 인한 인지기능 저하를 늦추기 위해 일상생활에서 실천할 수 있는 방안을 3가지 이상 서술하시오.(10점)

⋯ 노화로 인한 인지기능 저하를 늦추기 위해 일상생활에서 실천할 수 있는 방안으로는 유산소 운동, 식이요법, 활발한 정신적인 활동 등이 있다. 각각에 대해서 살펴보면 유산소 운동은 혈액순환을 원활하게 하여 뇌로 가는 산소와 영양 공급을 증진시켜 뇌세포를 보호하는 효과가 있다. 식이요법으로는 기름진 음식 섭취를 줄이고 항산화 성분이 풍부한 음식을 섭취하는 것이 도움이 될 수 있다. 활발한 정신적인 활동은 뇌를 자극하여 뇌세포 시냅스의 성장을 촉진할 수 있다.

4. 환경으로부터 정보를 수집할 때 특정 감각에 대한 선호도가 발달하는데 이러한 감각 선호도는 개인의 학습 유형에 있어 중요한 역할을 한다. 다음 물음에 답하시오.

(1) 시각형 · 청각형 · 운동감각형 학습자의 특성을 각각 기술하시오.(10점)

⋯ ① 시각형 학습자의 특성은 시각 정보를 활용하여 학습하는 것에 익숙하며 사진이나 도표를 보면서 배우는 학습 방법을 선호한다. 책읽기를 좋아하고, 드라마나 미술을 눈으로 감상하며 얼굴

표정을 눈으로 읽고 몸짓으로 언어를 표현하는 것에 능숙하다.

② 청각형 학습자의 특성은 청각 정보를 활용하여 학습하는 것에 익숙하며 강연이나 담화 그리고 오디오를 들으면서 학습하는 것을 선호한다. 말하기를 좋아하고 토론이나 논쟁에 참여하여 자신의 동료에게 자신의 의견을 말하거나 제시할 수 있는 활동을 좋아한다.

③ 운동감각형 학습자의 특성은 무언가를 쓰고 직접 실행하며 움직이면서 배울 수 있는 학습 방법을 선호한다. 움직이면서 트레이닝 하는 것을 좋아하며 사물이 어떻게 작용하고 있는가를 보기 위해서 분해하기를 좋아하며, 설명을 들을 때 항상 노트 필기를 한다.

(2) 운동감각형 학습자를 위한 교수전략을 기술하시오.(10점)

⋯▶ 운동감각형 학습자는 걷거나 움직이기, 노트 필기와 같은 실제 활동을 하면서 학습할 때 효과적인 학습을 한다. 운동감각형 학습자를 위한 교수전략으로 자신의 생각과 느낌을 행동으로 표출할 수 있도록 지원하고 직접 시범, 실제로 만들어 보기, 눈과 손의 협응을 요하는 게임 등을 활용하여 움직일 수 있는 기회를 자주 제공한다.

5. 다음을 읽고 물음에 답하시오.

> 직장인 H(남, 45세)씨는 요즘 들어 부쩍 기억력이 떨어져 업무 진행에 어려움을 겪는다. 브레인트레이너가 H씨를 상담한 결과 근육 긴장과 정서 불안이 관찰되었으며, 검사 결과 스트레스 지수가 매우 높게 나타났다.

(1) 만성적인 스트레스가 기억력을 감퇴시키는 이유를 뇌과학적 관점에서 기술하시오.(5점)

⋯▶ 스트레스는 부신샘에서 코티졸의 분비를 촉진하는데 지속적으로 높은 코티졸 수준은 해마의 손상 원인이 될 수 있다. 또 기억 형성에 중요한 역할을 하는 해마의 손상은 기억력 감퇴로 이어질 수 있다.

(2) 직장인을 대상으로 이완법을 활용하여 스트레스 반응을 완화하고 두뇌기능을 향상시키는 1회기 (60분) 훈련지도안을 작성하시오.(25점)

〈지도안 작성 시 참고사항〉
– 성인 10명의 그룹을 대상으로 진행한다.
– 움직임, 음악 등 다양한 두뇌훈련 촉진요소를 활용한다.
– 훈련장소, 훈련매체에 제한사항은 없는 것으로 가정한다.
– 훈련방법으로 점진적 이완법, 자율훈련법, 호흡훈련 중 한 가지 이상을 포함한다.

⋯▶ ① **훈련명**: 점진적 이완법으로 이완하기
② **훈련목표**
• 점진적 이완법의 원리를 설명할 수 있다.
• 점진적 이완법의 동작을 정확하게 수행할 수 있다.
③ **준비물**: 체조음악, 명상음악, 질문지, 훈련일지 양식

④ 유의사항

- 적극적으로 활동에 참여할 수 있도록 격려한다.
- 훈련상황에 대해 적절한 피드백을 제공한다.

⑤ 훈련지도안

단계	훈련내용	훈련방법		훈련매체 및 유의점
		트레이너 활동	훈련자 활동	
도입 (10분)	동기유발 훈련목표	• 만성적 스트레스가 인체에 미치는 영향에 대해 설명과 함께 훈련자의 자가진단을 실시하여 훈련에 대한 동기를 유발한다. • 훈련목표를 설명한다.	• 자가진단 실시 • 훈련목표 확인	자가진단 질문지 준비
전개 (40분)	훈련준비	• 훈련자의 자가진단에 대해 피드백을 해 주고 이완법 효과를 설명한다. • 이완법 훈련에 들어가기 전 스트레칭 체조로 몸을 풀어 준다.	• 자가진단 피드백 듣기 • 이완법 효과 이해하기 • 스트레칭 체조 수행	스트레칭을 할 때 몸의 감각에 집중할 수 있도록 안내한다.
	점진적 이완법 이해	• 점진적 이완법의 원리를 설명한다. ※ 점진적 이완법의 원리를 자각할 수 있는 간단한 체험 병행 • 점진적 이완훈련 자세를 설명한다. • 점진적 이완훈련 유의점을 설명한다.	• 긴장/이완 체험 • 설명 경청하기	근육 긴장과 이완의 느낌을 명확하게 자각할 수 있도록 간단한 체험을 실시한다.
	점진적 이완훈련	• 먼저 근육을 수축시킨 다음 다시 원상태로 풀어 주는 방식으로 진행한다. • 신체 말단에 있는 근육에서부터 시작해서 중앙에 위치한 근육으로 옮겨간다. • 발과 종아리, 척추, 어깨, 손과 팔, 머리와 목, 얼굴 등 몸 전체가 이완될 수 있도록 안내한다.	트레이너의 지시에 따라 점진적 이완훈련 실시하기	• 이완 음악을 활용한다. • 근육을 긴장시킬 때는 들이마시는 호흡을 하고 이완시킬 때는 내쉬는 호흡을 한다.
	호흡과 명상	• 반가부좌상태로 앉게 한 후, 조용히 눈을 감게 하고 저절로 일어나는 호흡에 집중하게 한다. • 편안하게 누워 충분히 이완할 수 있도록 명상 지도를 한다. • 모관운동, 기지개켜기, 손뼉치기 등 가벼운 체조로 훈련을 마무리한다.	트레이너의 지시에 따라 호흡·명상 및 마무리 체조 실시하기	호흡·명상 시 차분한 음악을 활용하고 체조 시 경쾌한 음악을 활용한다.
정리 (10분)	활동 나눔 내용 정리 과제 부여 및 차시 예고	• 훈련내용을 간단하게 요약·정리한다. • 훈련일지 작성을 안내한다. • 훈련자들이 훈련의 느낌을 공유한다. • 훈련일지 쓰기 과제 부여 및 다음 차시를 예고한다.	• 훈련내용 요약·정리 • 훈련일지 쓰기 • 훈련에 대한 느낌을 서로 이야기하기 • 과제 확인하기 및 다음 차시 숙지	훈련일지 양식을 준비한다.

MEMO

브레인트레이너 자격검정 실기시험 답안지

회차		시험시간	3시간

답안지 작성 시 유의사항

※ 이 페이지에 밑줄을 긋거나 특수문자 표기하지 않도록 유의해 주십시오.

1. 답안지는 총 10쪽(표지제외, 양면사용)이며 교부받는 즉시 페이지번호, 매수 등 이상여부를 반드시 확인하여야 하며 1매라도 분리하거나 훼손하여서는 안 됩니다.

2. 답안지를 받는 즉시 "회차"와 "1 페이지"상단의 수험번호, 성명을 정확하게 기재하여야 합니다.

3. 답안 작성 시에는 문제번호 순서에 관계없이 답안을 작성하여도 무방하나, 반드시 문제번호를 기재(※문제는 기재하지 않아도 무방함)하여야 합니다.

4. 답안은 가로쓰기로 하여 작성하여야 하며, 주어진 네모박스 안에만 기재하여야 합니다.

5. 수험자 인적사항 및 답안 작성은 반드시 흑색 또는 청색 필기구 중 한 가지 필기구만을 계속 사용하여야 하며 연필, 유색 필기구 또는 2가지 이상의 색을 혼합 사용하였을 경우 그 문항은 0점 처리 됩니다.

6. 답안을 정정할 때에는 반드시 정정부분을 두 줄(=)로 그어 표시하고 다시 기재합니다.(수정액 및 수정테이프 사용불가)

7. 답안지에 답안과 관련 없는 특수한 표시를 하거나 이름, 수험번호 등 특정인임을 암시하는 답안은 모든 문항 0점 처리됩니다.

8. 답안지는 페이지 순으로 작성(양쪽면 활용)하시기 바랍니다.

9. 전문용어는 원어로 기재하여도 무방합니다.

10. 각 문항(※소문항도 해당)의 답안작성이 끝나면 바로 옆에 "끝"이라고 쓰고, 다음 문제는 두 줄을 띄워 기재하여야 하며, 최종 답안작성이 끝나면 바로 아래 중앙에 "이하여백"이라고 써야합니다.

11. 시험 중에는 통신기기 및 전자기기(휴대용 전화기 등)를 지참하거나 사용할 수 없습니다.

12. 문제 및 답안(지), 채점기준은 일체 공개하지 않습니다.

13. 수험자는 시험시간이 종료되면 즉시 답안작성을 멈춰야하며, 감독위원의 답안지 제출지시에 불응할 때에는 당회 시험을 무효로 처리합니다.

브레인트레이너 자격검정 실기시험 답안지

회차		시험시간	3시간

답안지 작성 시 유의사항

※ 이 페이지에 밑줄을 긋거나 특수문자 표기하지 않도록 유의해 주십시오.

1. 답안지는 총 10쪽(표지제외, 양면사용)이며 교부받는 즉시 페이지번호, 매수 등 이상여부를 반드시 확인하여야 하며 1매라도 분리하거나 훼손하여서는 안 됩니다.

2. 답안지를 받는 즉시 "회차"와 "1 페이지"상단의 수험번호, 성명을 정확하게 기재하여야 합니다.

3. 답안 작성 시에는 문제번호 순서에 관계없이 답안을 작성하여도 무방하나, 반드시 문제번호를 기재(※문제는 기재하지 않아도 무방함)하여야 합니다.

4. 답안은 가로쓰기로 하여 작성하여야 하며, 주어진 네모박스 안에만 기재하여야 합니다.

5. 수험자 인적사항 및 답안 작성은 반드시 흑색 또는 청색 필기구 중 한 가지 필기구만을 계속 사용하여야 하며 연필, 유색 필기구 또는 2가지 이상의 색을 혼합 사용하였을 경우 그 문항은 0점 처리 됩니다.

6. 답안을 정정할 때에는 반드시 정정부분을 두 줄(=)로 그어 표시하고 다시 기재합니다.(수정액 및 수정테이프 사용불가)

7. 답안지에 답안과 관련 없는 특수한 표시를 하거나 이름, 수험번호 등 특정인임을 암시하는 답안은 모든 문항 0점 처리됩니다.

8. 답안지는 페이지 순으로 작성(양쪽면 활용)하시기 바랍니다.

9. 전문용어는 원어로 기재하여도 무방합니다.

10. 각 문항(※소문항도 해당)의 답안작성이 끝나면 바로 옆에 "끝"이라고 쓰고, 다음 문제는 두 줄을 띄워 기재하여야 하며, 최종 답안작성이 끝나면 바로 아래 중앙에 "이하여백"이라고 써야합니다.

11. 시험 중에는 통신기기 및 전자기기(휴대용 전화기 등)를 지참하거나 사용할 수 없습니다.

12. 문제 및 답안(지), 채점기준은 일체 공개하지 않습니다.

13. 수험자는 시험시간이 종료되면 즉시 답안작성을 멈춰야하며, 감독위원의 답안지 제출지시에 불응할 때에는 당회 시험을 무효로 처리합니다.

좋은 책을 만드는 길, 독자님과 함께 하겠습니다.

브레인트레이너 실기 한권으로 끝내기

개정1판2쇄 발행	2023년 10월 10일 (인쇄 2023년 08월 28일)
초 판 발 행	2021년 04월 05일 (인쇄 2021년 02월 19일)
발 행 인	박영일
책 임 편 집	이해욱
편 저	브레인트레이너 교재편찬위원회
편 집 진 행	이미림 · 피수민 · 박누리별
표지디자인	박수영
편집디자인	임아람 · 장성복
발 행 처	(주)시대고시기획
출 판 등 록	제10-1521호
주 소	서울시 마포구 큰우물로 75 [도화동 538 성지 B/D] 9F
전 화	1600-3600
팩 스	02-701-8823
홈 페 이 지	www.sdedu.co.kr

I S B N	979-11-383-1692-7 (14510)
	979-11-383-1690-3 (세트)
정 가	20,000원